essentials

Essentials liefern aktuelles Wissen in konzentrierter Form. Die Essenz dessen, worauf es als „State-of-the-Art" in der gegenwärtigen Fachdiskussion oder in der Praxis ankommt. *Essentials* informieren schnell, unkompliziert und verständlich

- als Einführung in ein aktuelles Thema aus Ihrem Fachgebiet
- als Einstieg in ein für Sie noch unbekanntes Themenfeld
- als Einblick, um zum Thema mitreden zu können

Die Bücher in elektronischer und gedruckter Form bringen das Fachwissen von Springerautor*innen kompakt zur Darstellung. Sie sind besonders für die Nutzung als eBook auf Tablet-PCs, eBook-Readern und Smartphones geeignet. *Essentials* sind Wissensbausteine aus den Wirtschafts-, Sozial- und Geisteswissenschaften, aus Technik und Naturwissenschaften sowie aus Medizin, Psychologie und Gesundheitsberufen. Von renommierten Autor*innen aller Springer-Verlagsmarken.

Rainer Sachse · Bernd Kuderer · Meike Sachse

Therapeutischer Umgang mit Manipulationen

Wie Psychotherapeuten manipulative Muster erkennen und konstruktiv nutzen können

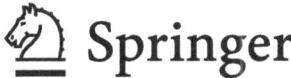

Rainer Sachse
IPP Bochum
Bochum, Deutschland

Bernd Kuderer
Bonn, Deutschland

Meike Sachse
Privatpraxis
Bochum, Deutschland

ISSN 2197-6708 ISSN 2197-6716 (electronic)
essentials
ISBN 978-3-662-71413-3 ISBN 978-3-662-71414-0 (eBook)
https://doi.org/10.1007/978-3-662-71414-0

Die Deutsche Nationalbibliothek verzeichnet diese Publikation in der Deutschen Nationalbibliografie; detaillierte bibliografische Daten sind im Internet über https://portal.dnb.de abrufbar.

© Der/die Herausgeber bzw. der/die Autor(en), exklusiv lizenziert an Springer-Verlag GmbH, DE, ein Teil von Springer Nature 2025

Das Werk einschließlich aller seiner Teile ist urheberrechtlich geschützt. Jede Verwertung, die nicht ausdrücklich vom Urheberrechtsgesetz zugelassen ist, bedarf der vorherigen Zustimmung des Verlags. Das gilt insbesondere für Vervielfältigungen, Bearbeitungen, Übersetzungen, Mikroverfilmungen und die Einspeicherung und Verarbeitung in elektronischen Systemen.
Die Wiedergabe von allgemein beschreibenden Bezeichnungen, Marken, Unternehmensnamen etc. in diesem Werk bedeutet nicht, dass diese frei durch jede Person benutzt werden dürfen. Die Berechtigung zur Benutzung unterliegt, auch ohne gesonderten Hinweis hierzu, den Regeln des Markenrechts. Die Rechte des/der jeweiligen Zeicheninhaber*in sind zu beachten.
Der Verlag, die Autor*innen und die Herausgeber*innen gehen davon aus, dass die Angaben und Informationen in diesem Werk zum Zeitpunkt der Veröffentlichung vollständig und korrekt sind. Weder der Verlag noch die Autor*innen oder die Herausgeber*innen übernehmen, ausdrücklich oder implizit, Gewähr für den Inhalt des Werkes, etwaige Fehler oder Äußerungen. Der Verlag bleibt im Hinblick auf geografische Zuordnungen und Gebietsbezeichnungen in veröffentlichten Karten und Institutionsadressen neutral.

Springer ist ein Imprint der eingetragenen Gesellschaft Springer-Verlag GmbH, DE und ist ein Teil von Springer Nature.
Die Anschrift der Gesellschaft ist: Heidelberger Platz 3, 14197 Berlin, Germany

Wenn Sie dieses Produkt entsorgen, geben Sie das Papier bitte zum Recycling.

Was Sie in diesem *essential* finden können

- Was ist Manipulation?
- Psychotherapeutische Relevanz von Manipulation
- Zwei Arten von Manipulationen
- Wesentliche Aspekte manipulativen Handelns
- Erkennen von Manipulationen
- Therapeutischer Umgang mit problematischen Manipulationen

Inhaltsverzeichnis

1	**Einleitung: Worum es uns geht**	1
2	**Was ist Manipulation?**	3
	2.1 Persönliche Beziehungen	3
	2.2 Beziehungsmotive	4
	2.3 Reziprozität	5
	2.4 Manipulation	6
	2.5 Starke Manipulation	9
3	**Psychotherapeutische Relevanz von Manipulation**	11
	3.1 Das Problem der Manipulation im Therapieprozess	11
4	**Zwei Arten von Manipulationen**	15
5	**Wesentliche Aspekte manipulativen Handelns**	19
	5.1 Prinzipien der Manipulation	19
	5.2 Vermittlung von Manipulationen	20
	5.3 Manipulative Kompetenzen	23
6	**Erkennen von Manipulationen**	25
	6.1 Grundlegende Aspekte	25
	6.2 Kontraste	27
	6.3 Widersprüche	29
	6.4 Signal-Kongruenz	30
	6.5 Wie erkennt man Signal-Inkongruenzen?	31
	6.6 Analyse von Images und Appellen	32
	6.7 Video-Analyse von Images und Appellen	34

7	**Therapeutischer Umgang mit problematischen Manipulationen**	37
	7.1 Prinzipielles Vorgehen	37
	7.2 Manipulationen im Hinblick auf das Therapie-Setting	38
	7.3 Grenzüberschreitungen	40
	7.4 Beziehungsangebote	43
	7.5 Direkte Kontrolle	48
	7.6 Suizid-Drohungen	52
	7.7 Funktionalisierung der Therapie	54
8	**Resümee**	57

Was Sie aus diesem *essential* mitnehmen können 59

Literatur 61

Über die Autoren

Prof. Dr. Rainer Sachse, Psychologischer Psychotherapeut, Leiter des Instituts für Psychologische Psychotherapie (IPP) in Bochum; Arbeitsschwerpunkte Klärungsorientierte Psychotherapie, Persönlichkeitsstörungen, Motivierung von Klienten Prozessforschung.

Bernd Kuderer, Master in Psychologie, Psychologischer Psychotherapeut, Master of Advanced Studies der Universität Bern (MASPTVT) Traumatherapeut (DeGPT), Dozent und Supervisor am IPP, niedergelassener Psychotherapeut in eigener Praxis in Bonn.

Meike Sachse, Diplom-Psychologin, Approbation als Psychologische Psychotherapeutin (Verhaltenstherapie), Mitarbeiterin am Institut für Psychologische Psychotherapie (IPP) in Bochum sowie freiberufliche Tätigkeit als Dozentin, Supervisorin und in eigener privatpsychotherapeutischen Praxis.

Einleitung: Worum es uns geht

Klientinnen und Klienten mit sogenannten „Persönlichkeitsakzentuierungen" oder „Persönlichkeitsstörungen" versuchen oft, die Therapeutinnen und Therapeuten im Therapie-Prozess zu manipulieren. Dies erzeugt für Therapeuten „schwierige Interaktionssituationen".

Das Buch beschreibt, wie Therapeuten solche Manipulationen erkennen und wie sie damit konstruktiv umgehen können.

Was ist Manipulation? 2

In diesem Kapitel wollen wir definieren, was man psychologisch unter Manipulation versteht, wie sie „psychologisch funktioniert" und welche Konsequenzen sie hat. Dazu werden wir zunächst erläutern, was interaktionelle Ziele sind, was man unter „Beziehungsmotiven" versteht und worin sich offenes, transparentes Handeln von einem verdeckten, manipulativen Handeln unterscheidet

2.1 Persönliche Beziehungen

Die meisten Personen wollen persönliche Beziehungen: Sie wollen, dass eine andere Person an ihrer Seite ist, mit ihnen zusammen etwas unternimmt, da ist, zuhört, Unterstützung gewährt, Anerkennung gibt usw. usw.

Beziehungen sind dabei ein „joint venture": Man geht als Person in eine Beziehung, weil man damit deutlich mehr Vorteile hat, als wenn man als Person alleine lebt. Man möchte also bestimmte Aspekte von Beziehungspartnern bekommen.

Diese Aspekte, die man bekommen möchte, bezeichnet man als *interaktionelle Ziele* (Sachse 2001).

Dabei kann man extrem viele und extrem unterschiedliche interaktionelle Ziele anstreben: Man möchte, dass ein „Gegenüber" da ist, mit dem man reden kann, möchte, dass jemand verständnisvoll ist, man möchte Zärtlichkeit, Sex, dass einem jemand hilft, einem Arbeit abnimmt usw. usw.

2.2 Beziehungsmotive

Man möchte in Beziehungen auch, dass die sogenannten *zentralen Beziehungsmotive* befriedigt werden: Dies sind Motive, die darauf abzielen, dass man in einer Beziehung eine bestimmte Art von Feedback erhält, die das Motiv befriedigt, also gewissermaßen „füttert" (Vgl. Sachse und Kramer 2023).

Ein Beispiel ist das *Anerkennungsmotiv:* Weist man dieses Motiv auf, steht es „hoch in der Motiv-Hierarchie", dann will man von Interaktionspartnern vor allem ein Feedback darüber, dass man als Person ok ist, aber mehr noch, dass man *besonders* ist.

Als Person möchte ich z. B. hören, dass ein Interaktionspartner mich für intelligent, ausdauernd, erfolgreich, clever u. a. hält oder für gutaussehend, attraktiv, männlich oder weiblich u. a.

Ein solches Feedback ist für mich *keine Information* (das habe ich schon öfter gehört und habe meist (auch) ein positives Selbstschema, das solche Annahmen bereits enthält). Das Feedback ist vielmehr *Futter,* d. h. es „füttert" das Beziehungsmotiv Anerkennung. Daher will ich es auch immer wieder, von möglichst vielen Personen hören.

Man kann noch fünf weitere Beziehungsmotive unterscheiden, für die dasselbe gilt: Ich will als Person eine bestimmte Art von Feedback von Interaktionspartnern, die mein Motiv „füttern", aber je nach Motiv will ich eine unterschiedliche Art von Feedback.

- *Wichtigkeit:* Man will vom Interaktionspartner Feedback darüber, dass man in seinem Leben eine wichtige Rolle spielt, dass man eine Bereicherung ist, d. h. ich möchte z. B. Aufmerksamkeit, dass die Person mir zuhört, mich ernst nimmt, signalisiert, dass sie ihre Zeit mit mir verbringt usw.
- *Verlässlichkeit:* Man möchte von Interaktionspartnern Feedback, dass aus ihrer Sicht die Beziehung stabil ist, andauert, dass er/sie die Beziehung nicht „kündigt" und dass sie stabil, belastbar, also dauerhaft ist.
- *Solidarität:* Mit diesem Motiv will ich vom Interaktionspartner Feedback, dass dieser „auf meiner Seite" ist, mir hilft, wenn ich Hilfe brauche, mich unterstützt, wenn nötig mich verteidigt, falls ich angegriffen werde und sich niemand mit anderen gegen mich verbündet, dass also der Partner zuverlässig an und auf meiner Seite ist.
- *Grenzen:* Mit diesem Motiv will ich Feedback, dass mein Interaktionspartner Grenzen, die ich setze, akzeptiert und respektiert („den Schreibtisch", „meine Post", „mein Körper" usw.), diese nicht ohne Erlaubnis überschreitet und auch mein Territorium als *mein* Territorium ansieht.

- *Autonomie:* Hier möchte ich Feedback, dass mein Partner mir „Räume" gewährt, in denen ich eigene Entscheidungen treffen kann und darf, in die sich niemand einmischt und in denen ich „selbstbestimmt sein darf".

Die meisten Personen wollen in *Partnerschaften* eines oder mehrere dieser Motive befriedigt bekommen, d. h. sie wollen diesbezüglich vom Interaktionspartner immer wieder „gefüttert" werden. Werden sie das, dann fühlen sie sich in der Beziehung wohl, bauen Vertrauen zum Interaktionspartner auf und die Beziehung wird dadurch stabilisiert.

Erhalte sie jedoch das Feedback nicht, dann werden sie unzufrieden und die *Unzufriedenheit kumuliert,* d. h. sie steigt (mehr oder weniger schnell) an und die frustrierte Person fängt an, den Sinn der Beziehung in Zweifel zu ziehen.

2.3 Reziprozität

Damit geht also eine Person in eine Beziehung, weil sie vom Interaktionspartner etwas möchte oder will: Aber natürlich muss sie berücksichtigen, dass der Interaktionspartner ebenfalls etwas von der Beziehung will. Also kann ich als Person niemals nur etwas vom anderen erwarten, sondern muss dem Interaktionspartner auch etwas geben: Ich muss seine Wünsche erfüllen, wenn ich will, dass er bei mir bleibt. Denn ein „joint venture" funktioniert per definitionem in beide Richtungen: *Beide* Interaktionspartner müssen etwas von der Beziehung bekommen von dem sie annehmen, dass sie es in anderen Beziehungen nicht „besser" bekommen. Denn tun sie das nicht, werden sie anfangen, die Beziehung infrage zu stellen.

Daraus resultiert, dass die wichtigste Regel, die man in einer Beziehung befolgen muss, die sogenannte „*Reziprozitätsregel*" oder „*Ausgleichsregel*" ist: Eine Beziehung kann nur dann stabil und stabil positiv bleiben,

- wenn beide Interaktionspartner den Eindruck haben,
- dass sie „on the long run" ungefähr gleich viel für die Beziehung tun
- und dass sie ungefähr gleich viel von der Beziehung profitieren.

„Den Eindruck haben" bedeutet, dass die beiden Interaktionspartner die Situation subjektiv so einschätzen – das muss einem „objektiven Beobachter" aber durchaus nicht so erscheinen, aber entscheidend ist hier eben der subjektive Eindruck.

„Etwa gleich viel" bedeutet einmal, dass es oft nicht identisch ausgeglichen sein muss: Manchmal akzeptiert ein Interaktionspartner durchaus, dass er mehr für die Beziehung tut als sein Partner. Es geht dabei wieder um die Abweichung von einem *subjektiven* Standard.

„On the long run" bedeutet, dass durchaus mal einer mehr bekommen kann, dann aber wieder für Ausgleich sorgen muss. Das bedeutet, dass der Zustand nicht zu jedem Zeitpunkt ausgeglichen sein muss: Es kann immer Phasen geben, in denen ein Partner mehr nimmt als er gibt, z. B. wenn ein Partner krank ist, gerade Prüfungen macht o.ä.

Wesentlich ist allerdings, dass solche Phasen von Ungleichheit über die Zeit ausgeglichen werden, d. h. der Interaktionspartner, der eine Zeit lang mehr genommen als gegeben hat, muss dies wieder ausgleichen.

Damit gilt, dass „on the long run" Ausgleich herrschen muss.

2.4 Manipulation

Nun kommt der Aspekt der *Manipulation* ins Spiel: Was in einer Beziehung positiv wirkt, ist, offen zu thematisieren, was man möchte, zu verhandeln und dann gute Kompromisse auszuhandeln. Also dem Interaktionspartner offen, transparent mitzuteilen, was genau man möchte oder erwartet: Dann weiß der Interaktionspartner, „woran er ist" und kann entscheiden, ob er sich darauf einlässt oder nicht.

Manipulatives Handeln ist eine Alternative zu offenem, transparenten Handeln: Bei manipulativem Handeln verfolgt eine Person ein interaktionelles Ziel, was sie aber vor dem Interaktionspartner „tarnt" und behauptet, sie verfolge ein anderes Ziel. Bei manipulativem Handeln geht es also um *Täuschung,* um intransparentes, vom Interaktionspartner nicht zu durchschauendes Handeln.

„Manipulation" bedeutet damit, dass ich mir als Person durch „Täuschungsmanöver" mehr aus der Beziehung heraushole, als ich in die Beziehung investiere. Tue ich es nur manchmal und sorge zwischendurch immer wieder für Ausgleich, dann wirkt sich die Manipulation nicht negativ aus.

Tue ich das jedoch in hohem Maße, dann „beute ich den Interaktionspartner aus" und das wird die Beziehung langfristig gefährden (Sachse 2019, 2022).

Eine wesentliche Frage ist nun, wie man solche manipulativen Strategien gestaltet. Dazu benötigt man drei Elemente, die im Folgenden dargestellt werden.

Element 1: interaktionelles Ziel
Man muss ein anderes, *interaktionelles Ziel* erfinden, von dem man behauptet, man verfolge es (um von dem eigentlichen Ziel abzulenken und um manipulative Strategien zu tarnen). Das neue Ziel sollte dabei für einen Interaktionspartner plausibel,

2.4 Manipulation

„ehrenwert", akzeptabel sein. Die Person verfolgt damit in Wahrheit ein anderes Ziel, dass sie aber so nicht mitteilt, sondern sie täuscht den Interaktionspartner gezielt.

Element 2: Images

Man muss *Images* aufbauen: Ein Image ist ein bestimmter Inhalt, von dem eine Person will, dass ein Interaktionspartner diesen glaubt, „weiß", annimmt bzw. von dem sie *nicht* will, dass der Interaktionspartner ihm nicht glaubt, „weiß", annimmt.

Solche Images sind von zentraler Bedeutung, denn sie bereiten den Interaktionspartner darauf vor, irgendeine bestimmte Handlung auszuführen, d. h. Images sind die Grundlage für die folgenden Appelle, d. h. die eigentlichen „Handlungsanweisungen". *Images bereiten Appelle vor.*

Wenn ich z. B. will, dass mein Interaktionspartner mich „pflegt", mir Arbeit abnimmt usw., dann will ich, dass er glaubt,

- dass ich dafür zu schwach bin,
- dass ich hilfsbedürftig bin,
- dass ich mich bemühe, aber nicht kann usw.

Und dann will ich *nicht,* dass er weiß,

- dass ich im Grunde gar nicht schwach bin,
- im Grunde alles geregelt bekomme,
- eigentlich nur einfach „zu faul" bin.

Wenn ich z. B. will, dass ein Partner mich außerordentlich bewundert, dann sollte er glauben,

- dass ich toll bin,
- übermäßig intelligent,
- ungeheuer erfolgreich usw.

Und ich will *nicht,* dass er weiß.

- dass ich nur durchschnittlich bin,
- nichts Besonderes geleistet habe
- und lediglich angeben will.

Images baut man auf, indem man Interaktionspartnern gezielt Informationen gibt, die bestimmte Schlüsse nahelegen: Wenn ich schwach wirken will, kann ich das auch nonverbal oder paraverbal vermitteln, z. B. durch leises Stöhnen, gekrümmte Körperhaltung, verzerren des Gesichtsausdrucks u. a. Image: Ich bin schwach, leidend, hilflos.

Element 3 Appelle senden
Man muss Appelle senden: Appelle sind dann die „eigentlichen Handlungsanforderungen": Ein Appell ist eine Botschaft, die einen Interaktionspartner dazu veranlassen soll, etwas Bestimmtes zu tun oder etwas Bestimmtes nicht zu tun.

Appelle können explizit verbal gegeben werden („Mach das! Tu das nicht!"). Die meisten Appelle werden aber *indirekt, implizit* vermittelt: So kann ein „Stöhnen" einen Interaktionspartner auffordern: „Tu endlich was! Hilf mir sofort!" Der überwiegende Teil von Appellen wird gar nicht explizit vermittelt, sondern indirekt. Damit macht sich der Manipulator soziale Normen oder Regeln zu nutze: „Jemandem, der leidet, bietet man Hilfe an! Man ist für einen Partner da, dem es schlecht geht."

Eine verbale Strategie könnte z. B. folgendermaßen ablaufen: „Schatz, Du weißt doch, wie sehr mich die Arbeit schlaucht und wie extrem kaputt ich abends immer bin." (Image) „Ich will aber meinen Job gut machen, wir sind ja auch auf das Geld angewiesen und ich will den Job nicht gefährden." (Image) „Daher ist es wichtig, dass ich mich abends vollständig erholen kann, sonst halte ich das Ganze nicht durch." (Image) „Daher wäre es toll, wenn ich abends nicht noch im Haushalt helfen müsste, denn das belastet mich auch zusätzlich stark." (Appell, Image).

Das Ganze ist aber völliger Fake: Der Mann ist keineswegs überfordert, sondern faul. Er will sich vor seinem Teil der Arbeit drücken. Daher greift er ein Ziel an, das gar nicht existiert („Erholung, um wieder fit zu sein"). Und er verpackt das Ganze in sogenannte Images und Appelle. In diesem Fall werden mehrere Images gesendet:

- Ich bin stark belastet.
- Ich bin an der Belastungsgrenze.
- Ich brauche abends dringend Erholung.
- Damit ich meiner Pflicht nachkommen kann.
- Die Pflicht will ich selbstverständlich übernehmen.

Diese Appelle soll die Frau glauben. Was sie *nicht* glauben soll, ist,

- dass der Mann schlicht faul ist
- und sich drücken will.

Der Appell ist hier, die „Forderung", dass die Frau ihren Mann von der Hausarbeit „freistellen" soll und sie soll auf keinen Fall diese von ihm fordern. Gelingt dies, hat die Frau u. U. Mitleid (mit einem Drückeberger) und denkt, dass sie noch ein gutes Werk tut, den Mann zu befreien, was sie dann noch stärker motiviert, den Mann freizustellen, auch dann, wenn es ihr selbst mehr Arbeit macht (aber das muss man ja bei einem leidenden Mann akzeptieren).

2.5 Starke Manipulation

Wie schon ausgeführt ist aber Manipulation als solche nicht das Problem: Sozialpsychologische Konzepte (Tedeschi & Norman, 1985; Tedeschi et al., 1973) führen aus, dass manipulatives Handeln „völlig normal" und in vielen Fällen ein Aspekt sozialer Kompetenz ist. Im Grunde manipulieren alle Menschen mehr oder weniger und verfügt man über manipulative Strategien die man gezielt und sparsam einsetzt, kann man sich Vorteile verschaffen: So können manipulative Strategien bei Gehaltsverhandlungen mit dem Chef durchaus von Vorteil sein.

Das *Problem* mit Manipulation ist vielmehr die *Dosis* der Manipulation: Wenn ich meinen Partner manipuliere nach der Devise „heute manipuliere ich Dich, morgen darfst Du", erzeugt man keinerlei interaktionelle Probleme. Manipuliert man jedoch in hohem Ausmaß oder ständig, dann verstößt man vehement gegen die Reziprozitätsregel und *das ist* das Problem: Man beutet den Interaktionspartner aus und schafft so zunehmende Unzufriedenheit, die die Beziehung meist zerstört.

Der ausgebeutete Partner wird unzufrieden und er wird, wenn es keinen Ausgleich gibt, zunehmend unzufrieden (Unzufriedenheit kumuliert).

Und diesbezüglich erkennt man oft zwei Schwellen:

- Die Wahrnehmungsschwelle (WS) und
- die Handlungsschwelle (HS).

In der Regel nehmen die meisten Menschen leichte Unzufriedenheit (als schwacher Affekt) kaum wahr: Erst ab einer gewinnen Intensität tritt sie überhaupt erst ins Bewusstsein. Dann dauert es aber oft noch bis

- die Person den Affekt als Unzufriedenheit identifiziert hat,
- herausgefunden hat, was genau sie unzufrieden macht,
- sie sich schließlich dafür entscheidet, aktiv etwas dagegen zu tun, also z. B. den Partner anzusprechen (Handlungsschwelle).

Das bedeutet aber in der Regel, dass *wenn* ein Interaktionspartner sich endlich entschließt, die Unzufriedenheit anzusprechen, diese bereits massiv ist, oft so massiv, dass die Person bereits wütend geworden ist.

Da die Person aber dem Interaktionspartner vorher gar nichts gesagt hat, fällt sie bei dem plötzlichen Wutausbruch des Partners aus allen Wolken: „Das verstehe ich nicht. Es war doch alles in Ordnung und dann plötzlich das."

Nein, es war keineswegs alles in Ordnung und der Wutausbruch kommt auch nicht plötzlich, sondern die Person hat ihren Interaktionspartner lange provoziert, bis der dann schließlich „explodiert".

Psychotherapeutische Relevanz von Manipulation

3

Psychotherapeutinnen und -therapeuten können im Therapieprozess von Klientinnen und Klienten stark manipuliert werden, da die Klienten diese Strategien in die Therapie mitbringen.

Dies kann den Therapieprozess erschweren oder sogar stark „sabotieren". Wir wollen hier darauf eingehen, wie Therapeuten problematische Manipulationen erkennen und wie sie konstruktiv damit umgehen können.

3.1 Das Problem der Manipulation im Therapieprozess

Da wir nun die Prinzipien manipulativen Handelns ausgeführt haben, wollen wir uns nun mit der psychotherapeutischen Relevanz der Manipulation befassen.

Wir haben gesehen, dass Manipulation in „geringen Dosen" nicht problematisch ist und damit ist es auch kein relevantes klinisches oder psychotherapeutisches Problem.

Psychotherapeutisch wird Manipulation relevant, wenn eine Person

- in starkem Ausmaß manipuliert,
- in vielen Interaktionssituationen manipuliert,
- dadurch *hohe interaktionelle Kosten* erzeugt, da diese Manipulationen zu Beziehungskrisen führen.

Eine solche Situation liegt in der Regel bei Personen vor, die eine sogenannte „*Persönlichkeitsstörung*" aufweisen, also eine starke Beziehungs- oder Interaktionsstörung, bei der ein starkes manipulatives Handeln ein integraler Bestandteil der Störung ist.

Besonders hoch manipulativ sind

- die Schema-Borderline-Störung,
- die histrionische Störung,
- die narzisstische Störung und
- die dependente Störung.

Bei diesen „Persönlichkeitsakzentuierungen" spielt jedoch das *Ausmaß* der Störung eine Rolle: Weisen die Personen nur einen „Stil" auf, dann ist die Manipulation oft schwach und stellt manchmal eher eine Ressource dar.

Ist die Akzentuierung jedoch stark, sodass man bereits von einer Störung sprechen kann, dann liegt oft eine starke bis sehr starke Tendenz zu Manipulation vor. Solche Personen

- manipulieren dann in nahezu allen Interaktionssituationen,
- manipulieren in sehr hohem Ausmaß,
- verletzen meist dabei die Reziprozitätsregel
- und erzeugen damit ein hohes bis sehr hohes Ausmaß an interaktionellen Kosten.

Daher ist es unabdingbar, die Manipulationen im Prozess der Therapie irgendwann zum Thema zu machen, den Klienten zu konfrontieren und die Manipulationen signifikant zu reduzieren.

In aller Regel tritt bei diesen Klienten aber noch ein gravierendes Problem für Therapeuten auf: Die Klienten bringen ihre manipulativen Strategien *in die therapeutische Interaktion mit* und versuchen, *auch Therapeuten zu manipulieren* und das u. U. von der ersten Sekunde der Interaktion mit dem Therapeuten an. Und diese Manipulationen haben oft das Ziel, Therapeuten zu kontrollieren, den Therapieprozess zu steuern, Therapeuten zu untherapeutischen oder antitherapeutischen Aktionen zu bringen: Das alles sind Strategien, die, geht der Therapeut darauf ein, die Therapie stark verschlechtern oder unmöglich machen. Und lassen sich Therapeuten erst einmal auf solche Strategien ein, bemerken sie, dass sie aus dieser „manipulativen Falle" nur schwer wieder herauskommen, selbst wenn sie die Manipulation dann irgendwann durchschauen.

3.1 Das Problem der Manipulation im Therapieprozess

Daher sind Manipulationen von Klienten (gerade bei Klienten mit Persönlichkeitsstörungen) von extrem großer Bedeutung. Therapeuten sollten

- wissen, welche Manipulationen es gibt und wie sie funktionieren,
- für welche Störungen welche Strategien „typisch" sind,
- wie man diese Strategien erkennen kann,
- und wie man psychotherapeutisch konstruktiv damit umgehen kann.

Zwei Arten von Manipulationen 4

Den Aspekt, den wir hier verfolgen wollen, ist der, dass ein Klient mit Persönlichkeitsstörung mit sehr hoher Wahrscheinlichkeit manipulative Strategien „in die Therapie mitbringt", d. h. dass der Klient versucht, den Therapeuten direkt im Therapieprozess zu manipulieren. Was uns hier dagegen weitaus weniger interessiert ist, dass ein Klient manipulative Strategien, die er mit anderen Interaktionspartnern ausführt, berichtet.

Betrachtet man diese Situation einer direkten Manipulation des Therapeuten, *dann muss man als Therapeut unbedingt zwischen zwei Fällen unterscheiden:* Denn in diesen Fällen muss sich ein Therapeut außerordentlich unterschiedlich verhalten, um konstruktiv therapeutisch zu handeln.

Die beiden Fälle, die unterschieden werden müssen, beziehen sich nicht auf den Aspekt, *dass* ein Klient eine manipulative Strategie als solche anwendet. Wie wir gesehen haben ist die Wahrscheinlichkeit, dass ein Klient mit Persönlichkeitsstörung das in den ersten Stunden tut, fast gleich eins.

> Die entscheidende Frage ist vielmehr, *wozu* diese manipulative Strategie dient, *also welches interaktionelle Ziel jeweils mit dieser Strategie erreicht werden soll:* Genau das macht den zentralen Unterschied aus.

Und hier gibt es die beiden im Folgenden beschriebenen Fälle. *Fall 1: Das interaktionelle Ziel der manipulativen Strategie besteht darin, ein zentrales Beziehungsmotiv direkt zu befriedigen.*

© Der/die Autor(en), exklusiv lizenziert an Springer-Verlag GmbH. DE, ein Teil von Springer Nature 2025
R. Sachse et al., *Therapeutischer Umgang mit Manipulationen*, essentials, https://doi.org/10.1007/978-3-662-71414-0_4

Beispiel: Ein Narzisst produziert Images und Appelle, um unmittelbar Feedback vom Therapeuten zu erhalten, das sein Anerkennungsmotiv „füttert".

Eine erfolgreiche Histrionikerin jammert, sendet Images, wie schlecht es ihr geht und will Aufmerksamkeit vom Therapeuten, will gehört werden, gesehen und ernst genommen werden, d. h. sie will unmittelbar Aspekte des Wichtigkeitsmotivs „gefüttert" bekommen.

Die Strategien, mit denen der Klient/die Klientin handelt, sind eindeutig manipulativ, das interaktionelle Ziel besteht aber unmittelbar in einer *„Fütterung eines Beziehungsmotivs".*

Gelingt es dem Therapeuten nun, sich zu *diesen* Handlungen komplementär zu verhalten, dann „füttert" er direkt das Motiv und eine direkte „Fütterung" *sollte die Intensität des Motivs senken,* d. h. die Motivation, das dysfunktionale Handeln auszuführen, sollte *sinken (aus motivationstheoretischer Sicht).*

Nach dem Modell der Doppelten Handlungsregulation ist das aber nicht die ganze Story: Die Person weist darüber hinaus negative Beziehungsschemata auf, die interaktionelles Misstrauen erzeugen, also die Annahme, dass ein Therapeut sein Handeln nicht ernst meint. Und man ihm nicht trauen kann: Dies ist ein starker Motivator dafür, weiterhin *manipulative* und keine authentischen Handlungen auszuführen (da die Person annimmt, dass authentisches Verhalten sowieso nicht wirkt und dass man die Ziele lediglich durch Manipulationen erreichen kann). Schafft es ein Therapeut nun, *konstant* komplementär zu sein, dann wird dieses Schema im Hinblick auf den Therapeuten beruhigt: Der Klient entwickelt *Vertrauen,* dass *der Therapeut* sein Handeln doch ernst meint und *damit sinkt dann auch die Tendenz zu manipulativem Handeln sehr stark* und die Tendenz zu authentischem Handeln steigt. (Der Klient lernt, dass er nicht manipulieren muss, um sein Motiv befriedigt zu bekommen und er lernt, dass er sich dem Therapeuten gegenüber öffnen kann, ohne dass eine Gefahr besteht.)

Beide Effekte (Sättigung und Vertrauen) *sollten die Auftretenswahrscheinlichkeit von Images und Appellen* **senken,** also sollte der Klient mit dysfunktionalem Handeln weitgehend aufhören, was die Voraussetzung zur Realisierung weiterer therapeutischer Strategien ist. Das heißt: *Komplementäres Handeln des Therapeuten sollte hier das dysfunktionale Handeln stark reduzieren und* **nicht** *verstärken!*

Fall 2: Der Klient realisiert eine manipulative Strategie, die primär ein anderes Ziel als unmittelbare Befriedigung eines zentralen Beziehungsmotivs verfolgt
Der Klient will den Therapeuten dazu veranlassen, etwas Bestimmtes zu tun, was nicht primär der Motivbefriedigung dient oder das ganz anderen Zielen dient, z. B.:

4 Zwei Arten von Manipulationen

- Der Klient will Sondertermine,
- will extra lange Termine,
- der Klient will, dass bestimmte Themen nicht angesprochen werden
- der Klient will den Prozess der Therapie kontrollieren usw. usw.

In diesen Fällen geht es dem Klienten gar nicht um eine direkte Befriedigung eines zentralen Beziehungsmotivs durch sein manipulatives Handeln, d. h. das Handeln ist *nicht intrinsisch, sondern extrinsisch motiviert.*

So geht es beim Einfordern von Sonderterminen zwar u. U. letztlich um Wichtigkeit, aber vorrangig geht es um ein Gewinnen von *Kontrolle* über den Therapeuten: Der Klient will den Therapeuten "für seine Belange einspannen" (extrinsisches Ziel!).

Geht der Therapeut *hier* auf diese Manipulation ein, verhält er sich also *dazu* komplementär, dann

- lernt der Klient eben *nicht,* dass der Therapeut seine Beziehungsmotive befriedigt, weil der das ja gar nicht tut,
- baut der Therapeut auch kein Vertrauen auf und beruhigt die Schemata nicht, d. h. das interaktionelle Misstrauen bleibt erhalten,
- die zwei Gründe, die beim Fall 1 eine Reduktion des dysfunktionalen Handelns bewirken, *entfallen* hier.

Vielmehr lernt der Klient, dass der Therapeut sich einspannen und kontrollieren lässt, womit der Therapeut ein C+ schafft (Therapeut tut etwas für den Klienten) oder ein ¢- (Therapeut vertieft heikle Themen nicht usw.).

Beides verstärkt das dysfunktionale Handeln, ohne dass es eine Tendenz zu einer Reduktion gibt. Verhält sich der Therapeut also zu solchen Manipulationen komplementär, dann sollte die Auftretenswahrscheinlichkeit dieses Handelns *stark zunehmen,* d. h. die Manipulationen werden immer häufiger und stärker: Der Therapeut gerät immer tiefer „in die Falle" und kommt immer schlechter daraus wieder frei. Wir sagen, dass diese Form der Manipulation dem *„devils principle"* folgt: Gibt man dem Klienten den kleinen Finger, nimmt er die Fußnägel auch noch.

Das bedeutet aber: *Ein Therapeut darf sich zu dieser Art der Manipulation auf gar keinen Fall komplementär verhalten. Und zwar von Anfang an nicht und auch nicht ansatzweise.*

Wesentliche Aspekte manipulativen Handelns 5

In diesem Kapitel wollen wir die Komponenten einer Manipulation im Detail beschreiben und darstellen, wie Klienten manipulative Strategien vermitteln, damit Therapeuten diese sicher und schnell erkennen können.

5.1 Prinzipien der Manipulation

Wenn ich ein interaktionelles Ziel verfolge, also will, dass mein Interaktionspartner etwas Bestimmtes *für mich* tut oder nicht tut, muss ich den Interaktionspartner *irgendwie dazu bringen,* es auch zu tun. Denn mein Interaktionspartner ist kein Telepath: Ich muss ihm in irgendeiner Form mitteilen, was ich von ihm möchte *und* ich muss es so mitteilen, dass er meine Botschaft versteht.

Das kann ich prinzipiell auf zwei Arten tun:

- Durch authentisches Handeln.
- Durch manipulatives Handeln.

„Authentisches Handeln" bedeutet, dass ich meine interaktionellen Ziele, also das, was ich vom Interaktionspartner will, *transparent* mache: Ich handle so, dass der Interaktionspartner meine Ziele erkennen, wahrnehmen und verstehen kann. Damit weiß der Interaktionspartner *immer, woran er ist.* Er versteht, was ich *von ihm* will und er kann sich dann entscheiden, ob er meine Ziele erfüllen will oder ob er es nicht will.

Die zweite Handlungsstrategie, die eine Person verwenden kann, um interaktionelle Ziele zu erreichen, ist eine *manipulative* Strategie.

© Der/die Autor(en), exklusiv lizenziert an Springer-Verlag GmbH DE, ein Teil von Springer Nature 2025
R. Sachse et al., *Therapeutischer Umgang mit Manipulationen*, essentials, https://doi.org/10.1007/978-3-662-71414-0_5

Auf solche Strategien greift eine Person dann zurück, wenn sie annimmt, dass ein Interaktionspartner nicht gewillt ist, die Ziele zu erfüllen oder nicht dazu in ausreichendem Maße gewillt ist. D. h.: Ich will etwas vom Interaktionspartner, das der prinzipiell oder im Augenblick „eigentlich" nicht will.

Die Person geht also davon aus, dass sie den Interaktionspartner durch authentisches Handeln nicht dazu bewegen kann, ihre interaktionellen Ziele zu erfüllen. Eine solche Annahme liegt immer einem manipulativen Handeln zugrunde.

Wenn ich will, dass mein Interaktionspartner X für mich tut, dann muss ich ihm zunächst einen *Grund* dafür geben, es zu tun. Ich will ihn ja nicht offen zwingen, weil das sofort zu Problemen führen würde, sondern ich will, dass er sich selbst dafür entscheidet, es zu tun und zwar *gegen* seine ursprüngliche Absicht.

Eine zentrale Strategie, dem Interaktionspartner einen Grund für sein Handeln zu geben, besteht darin, *mich in bestimmter Weise darzustellen und zwar so, dass der Interaktionspartner denkt, es sei wichtig oder erforderlich, etwas Bestimmtes für mich zu tun. Und ich muss dem Interaktionspartner deutlich machen, dass seine Motive und Normen ihn dazu veranlassen müssen, das Entsprechende auch zu tun.*

Diese Aspekte kann man am Besten an einem Beispiel illustrieren: Nehmen wir an, es gibt ein Paar, das die Vereinbarung getroffen hat, dass er jeden zweiten Dienstag mit seinen Freunden Poker spielen darf. Sie hat der Vereinbarung zugestimmt, es ist Konsens.

Nun fühlt sie sich aber an einem Dienstag allein und möchte nicht alleingelassen werden. Sie weiß aber, dass sie durch ein offenes Verhalten nicht erreichen kann, dass er zu Hause bleibt. Sagt sie ihm: „Schatz, ich fühle mich so allein – bitte bleib heute Abend bei mir!", dann wird „Schatz" sagen: „Wir haben die Vereinbarung. Wenn Du Dich allein fühlst, ruf Deine Mutter an." Wenn sie nun aber dennoch will, dass er zu Hause bleibt, muss sie zu einer manipulativen Strategie greifen.

So kann sie z. B. sagen: „Schatz, ich habe schreckliche Kopfschmerzen und mir ist ganz schlecht. Aber geh Du nur Karten spielen." Und sie weiß, das wird er dann *nicht* tun!

5.2 Vermittlung von Manipulationen

Images und Appelle müssen nun in bestimmter Weise *vermittelt* werden, d. h. eine Person muss *handeln* und zwar so, dass die Images und Appelle auch beim Interaktionspartner „ankommen".

5.2 Vermittlung von Manipulationen

Images werden oft *verbal* vermittelt, also *sagt* eine Person z. B.:

- Mir geht es schlecht.
- Ich bin hilflos.
- Ich leide unter XY. *Usw.*

In aller Regel ist es aber auch wichtig, Images *nonverbal und paraverbal zu vermitteln:* Das bedeutet, eine Person sagt nicht nur explizit „es geht mir schlecht", sondern sie setzt z. B. auch *paraverbale Mittel* ein, indem sie

- auch mit *leidender Stimme* sagt, dass es ihr schlecht geht,
- mit vielen Betonungen oder Längen und Pausen, z. B.:
  - mir geht es *schlecht,*
  - mir geeeeehhhht es schleeeeecht,
  - mir ... geht ... es ... schlecht.
- Und die Aussage wird von entsprechend *nonverbalen Botschaften* begleitet, wie
  - leidender Gesichtsausdruck,
  - gebückte Haltung,
  - dramatische Gesten u. a.

Manchmal genügt auch eine nonverbale oder paraverbale Vermittlung, d. h. die Person muss sich gar nicht explizit äußern:

- Sie macht z. B. durch ein *Stöhnen* darauf aufmerksam, dass sie leidet.
- Oder sie macht das durch eine verkrampfte Körperhaltung deutlich.
- Oder, was noch besser ist: Sie nutzt sogenannte *Kanaldiskrepanzen,* d. h. sie sendet *bewusst* widersprüchliche Botschaften auf verbaler, paraverbaler oder nonverbaler Ebene. Das wird schon im obigen Beispiel deutlich: Die Person sagt „aber geh ruhig Karten spielen" in einem leidenden Tonfall, sodass völlig klar ist, dass sie genau das Gegenteil meint.

Eine solche Art von Aussage hat noch einen anderen Vorteil: Die Person „tut" verbal so, als gestatte sie dem Interaktionspartner zu gehen, macht aber gleichzeitig paraverbal das Gegenteil deutlich: Damit kann sie nur schwer auf Manipulation festgelegt werden, denn sie hat ja (explizit) gesagt, dass der Partner gehen kann!

Appelle können ebenfalls explizit vermittelt werden: So kann eine Person einem Interaktionspartner sehr klar sagen, was er tun oder nicht tun soll.

Tatsächlich werden aber die meisten Appelle gar nicht explizit vermittelt: Denn das kann „zu auffällig" sein und den Interaktionspartner skeptisch machen. Oft genügt es schon, das Image in bestimmter Weise zu gestalten, sodass der Appell sich „daraus zwingend ergibt": Schon zu sagen „es geht mir so schlecht" enthält implizit die Botschaft „ich brauche dringend Deine Hilfe". Deshalb muss man den Appell „bleib bei mir" gar nicht mehr explizit formulieren!

Wenn die Person also sagt „mir geht es schlecht", weiß sie, dass ein Interaktionspartner den Schluss ziehen wird: „Ich muss helfen, muss mich kümmern!"

In vielen Fällen ergibt sich der Appell psychologisch aus dem Image, sodass man ihn gar nicht mehr explizit formulieren muss.

Man kann Appelle meist auch sehr gut nonverbal oder paraverbal vermitteln: So kann es reichen, dass eine Person bei der Ausführung einer Aufgabe „stöhnt" und der Partner weiß: Ich muss helfen!

In vielen Fällen *kombiniert* die Person aber verbale, paraverbale *und* nonverbale Botschaften, um die manipulative Wirkung zu verstärken: Sie bildet dann das, was wir ein „manipulatives Gesamtkunstwerk" nennen.

Ein wichtiger Aspekt bei der Vermittlung von Images ist die „*selektive Gabe von Informationen*": Wenn ich ein Image aufmachen will wie „ich bin schwach und hilflos", dann

- muss ich vor allem *solche* Informationen geben, die einen *solchen* Schluss nahelegen;
- ich muss diese Aspekte besonders betonen;
- falls das nicht reicht, muss ich die Aspekte „ausschmücken" oder welche dazu erfinden;
- ich darf auf keinen Fall Informationen geben, die den gegenteiligen Schluss nahelegen;
- wenn es solche Informationen schon gibt, muss ich sie „wegerklären", relativieren u. a.

Will ich z. B. das Image von „schwach und hilflos" aufmachen, mein Interaktionspartner weiß aber, dass ich Einiges selbst kompetent gemacht habe, dann muss ich solche „Fakten" z. B.

- als Ausnahmen hinstellen,
- als etwas, was ich mal konnte, aber nun natürlich nicht mehr kann,
- auf besondere Umstände zurückführen, die nun aber nicht mehr bestehen u.ä.

5.3 Manipulative Kompetenzen

Um einen Interaktionspartner manipulieren zu können, muss eine Person in ganz bestimmter Weise *handeln,* d. h. sie muss verbales und/oder nonverbales und/oder paraverbales Handeln realisieren. Wie wir gesehen haben enthalten Manipulationen immer bestimmte Komponenten.

Dabei kann man *zwei unterschiedliche Arten von Kompetenzen unterscheiden:*

1. Der Handlungskompetenz.
2. Der Verarbeitungskompetenz.

Handlungskompetenz bezeichnet das Ausmaß, in dem eine Person manipulative Strategien wirksam einsetzen kann.

Eine hohe Handlungskompetenz liegt vor, wenn

- eine Person über viele Handlungsstrategien verfügt,
- die alle verzweigt, elaboriert, gut ausgearbeitet sind.
- Die Person diese Strategien flexibel einsetzen kann
- und sie, je nach Situationsanforderungen, flexibel modifizieren, anpassen u. a. kann.

Eine geringe Handlungskompetenz impliziert das Gegenteil. Die Person

- verfügt nur über wenige Strategien,
- die Strategien sind einfach, linear,
- die Strategien lassen sich nicht flexibel einsetzen
- und sie können nicht ad hoc modifiziert werden.

Für eine effektive Manipulation sind allerdings *Verarbeitungskompetenzen* noch wichtiger. Dass das so ist, liegt an einer wesentlichen psychologischen Erkenntnis. Dabei geht es um *Manipulierbarkeit,* also um die Frage, in welchem Ausmaß oder wodurch eine bestimmte Person manipulierbar ist.

Dazu muss man zwei Dinge sagen:

1. Sehr wahrscheinlich ist jede Person manipulierbar.
2. Aber: Nicht jede Person ist durch die gleichen Strategien manipulierbar.

Z.B. kann Person X stark auf „Schmeicheleien" reagieren und sich dadurch „einwickeln" lassen. Eine andere Person ist dagegen Schmeicheleien gegenüber völlig resistent.

Person Y reagiert auf Mitleidsappelle stark, indem sie hilfsbereit wird, nicht mehr prüft, was gerade passiert, bereit ist, viel zu tun usw. Eine andere Person erkennt aber unter Umständen Mitleidsappelle gar nicht als solche und kann deshalb auch nicht darauf reagieren.

Wir nennen das das *„Schlüssel-Schlüsselloch-Phänomen"*: Eine Person besitzt durch eine bestimmte Manipulation eine bestimmte Art von *Schlüssel*.

Ein Interaktionspartner weist bestimmte Arten von *Schlüssellöchern* auf, in die dieser Schlüssel passt. Der Schlüssel passt aber keineswegs in *alle* Schlüssellöcher!

Das bedeutet aber: Wenn ich als Person über eine bestimmte manipulative Strategie verfüge, kann die gut ausgearbeitet sein: Sie wirkt aber dennoch nicht bei allen Interaktionspartner (in gleicher Weise). Verwende ich einen falschen Schlüssel, kann der Interaktionspartner darauf sogar sauer reagieren, weil er z. B. Regeln hat, die besagen, dass er nicht in bestimmter Weise behandelt werden will.

Effektive Manipulation bedeutet damit immer *zweierlei:*

- Die Person muss gute Strategien aufweisen (hohe Handlungskompetenzen).

Und:

- Die Person muss erkennen, bei welchem Interaktionspartner welche Strategie wahrscheinlich wirken wird und welche nicht: *Nur dann* kann sie einen Interaktionspartner effektiv „erreichen" und Ärger oder Konflikte vermeiden.

Erkennen von Manipulationen 6

In diesem Kapitel wollen wir ausführen, wie Therapeuten Manipulationen auch dann erkennen können, wenn Klienten diese gut „tarnen" und wie Therapeuten im Prozess Images und Appelle gut rekonstruieren können.

6.1 Grundlegende Aspekte

Manipulationen sind, wie deutlich geworden ist, *Täuschungen* und die Gefahr, sich täuschen zu lassen, ist damit relativ groß. Vor allem dann,

- wenn man die manipulativen Strategien nicht kennt und damit auch nur schwer *erkennt,*
- wenn die Manipulation gut ist.

Aber glücklicherweise kann man Täuschungen auch gut als Täuschungen erkennen, wenn man weiß, wie.

> **Übersicht**
> Denn eine Manipulation erfolgt ja nicht zufällig oder chaotisch: *Sie erfordert bestimmte Strategien, also bestimmte Arten von Handlungen, die für Manipulation typisch sind.*

> *Und: Diese Manipulationen zeigen sich vor allem im konkreten Interaktionshandeln einer Person, also in dem, wie sich eine Person einer anderen Person gegenüber verhält.*

Und dieses konkrete Interaktionshandeln kann vom Interaktionspartner wahrgenommen und analysiert werden. Dadurch kann der Interaktionspartner auch dann Schlüsse ziehen, wenn die Person gar nicht will, dass der Interaktionspartner Schlüsse zieht!

Kennt ein Interaktionspartner die Handlungscharakteristika, in denen sich bestimmte Manipulationen manifestieren, dann kann er aus dem Handeln der Person Hypothesen darüber ableiten, *dass* eine Person manipuliert und *wie* eine Person manipuliert.

D. h. wenn man weiß, welche Handlungsaspekte wichtig sind, worauf man achten muss und welche Schlüsse man ziehen muss, kann man Täuschungen sehr wohl als Täuschungen erkennen. Und dies kann man aber auch dann, wenn die Person versucht, diese Täuschungen zu verschleiern: Denn gerade diese Strategien einer Verschleierung sind wieder als solche zu erkennen.

Manipulationen weisen Handlungsmuster auf, die man als Interaktionspartner erkennen kann, sodass ein Beobachter, wenn er über das entsprechende Wissen verfügt, *manipulative Handlungen als manipulativ erkennen kann. Und auch erkennen kann, um welche Art von Manipulation es sich handelt.*

Übersicht

Anders gesagt:

- die Manipulationen sind Täuschungen, die sich im konkreten Handeln zeigen.
- Dadurch können geschulte (!!) Beobachter dieses Handeln wahrnehmen und analysieren.
- Und sie können aufgrund ihres Wissens (z. T. weitreichende) Schlüsse aus Art und Ausmaß einer Manipulation ziehen.
- Und: Die Manipulation kann von einem geschulten Beobachter auch dann analysiert werden (und vor allem dann!), wenn die Person versucht, sie zu tarnen, da die Art der Tarnung wieder ein Appell der Manipulation ist!

Das bedeutet, dass ein Interaktionspartner, der über Wissen und Schulung verfügt, die Manipulation auch dann gut erkennen kann, wenn die Person gar nicht will, dass sie erkannt wird: Da Täuschungen bestimmten Regeln folgen, lassen sie sich auch aufdecken.

Verfügt ein Interaktionspartner jedoch *nicht* über entsprechendes Wissen, dann gelingt ihm eine solche Analyse nicht und er erkennt in sehr vielen Fällen eine Manipulation gar nicht als Manipulation.

Wir möchten uns nun mit der Frage befassen, wie ein Therapeut Manipulationen erkennen kann, also auf welche Handlungsaspekte er achten und welche Schlüsse er ziehen sollte.

6.2 Kontraste

Nehmen wir das Beispiel, dass eine Person möchte, dass ein Therapeut annimmt, dass sie mehr leidet, als sie es tatsächlich tut, hilfloser und schwächer ist, als sie es tatsächlich ist u. a.

Aus dieser Tatsache kann man ableiten, dass die Person *zwei* Dinge tun muss: Sie muss dem Therapeut ein Image vermitteln, das er glauben soll, das aber ihrer eigenen Einschätzung nicht entspricht.

Und sie muss verhindern, dass ein Therapeut Aspekte dessen wahrnimmt, die den Tatsachen entsprechen, d. h. er soll etwas Bestimmtes eben *nicht* wahrnehmen.

In diesem psychischen Zustand ist eine Person aber immer „alarmiert", da ihr jederzeit ein Fehler unterlaufen kann und da sie davon ausgeht, dass ein Therapeut das Image nicht ohne Weiteres glauben wird.

> **Übersicht**
> Daraus leiten sich bestimmte Handlungsaspekte ab:
>
> - Die Person muss wachsam sein und ihr Handeln selbst stark überwachen. Daher kann sie in der Situation nicht „entspannt" sein, sondern wird vorsichtig und angespannt sein.
> - Sie geht davon aus, dass *das Image in besonderem Ausmaß vermittelt werden sollte* und dass auch besonders betont werden sollte, welche Aspekte eben *keine* Rolle spielen.

Tab. 6.1 Unterschiede zwischen authentischem und Image-Handeln

Authentisch	Image
Die Person geht davon aus, dass ein Hörer die Information glauben wird	Die Person geht davon aus, dass der Hörer die Information eher *nicht* glauben wird
Damit reicht es, diese Information einfach zu geben, darzustellen	Es genügt keineswegs, die Information einfach darzustellen

Hier ist es hilfreich, sich als Therapeut vorzustellen, was die *Alternative* wäre: Wie würde eine Person handeln, die authentisch ist und solche Informationen vermittelt, die ihrer eigenen Einschätzung entsprechen?

Analysiert man das, kann man Unterschiede erkennen zwischen einem authentischen und einem Image-Handeln (s. Tab. 6.1):

> **Übersicht**
>
> Bei der Vermittlung von Images muss eine Person also etwas tun, was sie ansonsten nicht tun müsste:
>
> - Sie muss die Information mehrfach darstellen.
> - Sie muss die Information betont, dramatisch, sehr deutlich darstellen.
> - Sie muss die Information ausschmücken, also mehr Informationen geben als notwendig wäre.
>
> Entsprechendes gilt auf der Appell-Seite: Hier muss eine Person
>
> - *betonen,* wie stark die Probleme sind,
> - *betonen,* wie stark sie leidet,
> - *betonen,* wie hilflos sie ist,
> - *betonen,* dass sie selbst nichts tun kann, andere ihr aber auch nicht helfen können,
> - *betonen,* dass der Zustand bestimmte Konsequenzen nach sich ziehen sollte (z. B. Rente).
> - Sie muss sich auch bemühen, Alternativ-Interpretationen explizit auszuschließen, also betonen, dass bestimmte Zustände aus bestimmten Gründen eben *nicht* vorliegen.

Um dies zu erkennen, sollte ein Therapeut sich also fragen, ob die Darstellung, die eine Person realisiert, in der Form erforderlich wäre bzw. realisiert würde, wenn die Information „echt" wäre.

Das bedeutet, dass erste Indikatoren für eine Manipulation sichtbar werden,

- wenn eine Person eine bestimmte Information mehrmals gibt, obwohl einmal ausgereicht hätte,
- wenn sie die Relevanz bestimmter Aspekte deutlich betont,
- wenn sie Sachverhalte ausschmückt, dramatisiert, besonders betont, übertreibt,
- wenn sie sich bemüht, andere Interpretationen auszuschließen, unwahrscheinlich zu machen, deren Relevanz zu bagatellisieren.

6.3 Widersprüche

Habe ich als Person etwas Bestimmtes erlebt, dann speichere ich es in meinem episodischen Gedächtnis. Zwar ist auch dieses Gedächtnis nie völlig valide, aber es ist eine gute Grundlage für Erinnerungen.

Ich kann

- Erinnerungen relativ schnell abrufen,
- ich muss sie nicht durchdenken oder prüfen – sie sind wie sie sind,
- und wenn ich sie abrufe, dann ergeben sich immer *ähnliche Geschichten.*

Jeder Abruf ändert die Geschichten etwas, sodass Geschichten nie völlig identisch sind, sich aber auch nie stark unterscheiden.

Das Gleiche gilt, wenn ich mit meinen Zuständen, meiner Krankheit, meinen Symptomen usw. immer wieder konfrontiert werde: Es bildet sich ein bestimmtes Gedächtnismuster, für das das Gleiche gilt: Ich habe viele detaillierte Erfahrungen mit mir gemacht, die ich berichten kann, das „Narrativ" ist in der Regel konsistent, die Schilderungen sind ähnlich.

Ganz anders gelagert ist die Situation, wenn ich eine Geschichte *erfinde:* Hier muss ich alle Informationen mühsam einspeichern und gerate schnell an die Grenzen meiner Gedächtnis-Kapazität. Also kann ich zwar grobe Umrisse der Geschichte entwickeln, die Geschichte aber nie bis in alle Details ausarbeiten. *Und damit kann ich dann auf Detail-Fragen nicht antworten,* sondern muss Inhalte ad hoc erfinden. Da ich dies aber wiederum nur schwer speichern kann, gebe ich zu verschiedenen Zeitpunkten unterschiedliche Informationen. Damit erzeuge ich in meinen Schilderungen aber *inhaltliche Widersprüche,* die nicht zu erwarten wären, wenn die Information „echt" wäre.

6.4 Signal-Kongruenz

Eine Person, die kommuniziert, sendet Signale immer auf drei „Kommunikationsebenen":

- Auf der verbalen Ebene: Sie formuliert sprachlich Aussagen, die sie äußert.
- Auf der paraverbalen Ebene: Die verbalen Aussagen werden immer in einer bestimmten Weise vermittelt: Durch eine bestimmte Stimm-Höhe, Lautstärke, Pausen, Betonungen usw.
- Auf der nonverbalen Ebene: Das, was eine Person verbal vermittelt, wird von bestimmten Gesten, Gesichtsausdrücken, Körperhaltungen usw. begleitet.

Bestimmte Inhalte, vor allem affektive und emotionale Inhalte, drücken sich stark auf der paraverbalen und nonverbalen Ebene aus: Bestimmte Emotionen sind mit bestimmten Gesichtsausdrücken, aber auch mit Körperhaltungen, Stimmlagen u. a. verbunden.

Wenn eine Person etwas ausdrückt, das emotional bedeutsam ist, dann gibt es zwei Fälle:

1. Die emotionalen Inhalte werden auf allen drei Kanälen sichtbar und zwar so, dass diese Informationen übereinstimmen: Ich bin z. B. ärgerlich und das zeigt sich in meinen sprachlichen Aussagen, in meiner Stimme, in meinem Gesicht usw. Diesen Fall bezeichnet man als *„Signalkongruenz".*

    Eine solche Kongruenz ist bei authentischem Handeln zu erwarten.
2. Die verschiedenen Kanäle können aber auch unterschiedliche Informationen „senden". Dies bezeichnet man als *„Signal-Inkongruenz".*

    Dies geschieht vor allem dann, wenn ich versuche, „Interaktionspartner etwas vorzumachen": Ich bin z.B. ärgerlich, will aber nicht, dass jemand das erkennt. Dann bin ich zwar auf der verbalen Ebene freundlich, aber in meinem Gesicht und in meiner Körperhaltung ist der Ärger erkennbar.

    Oder eben auch, wenn ich „Leiden vorspiele": Dann enthält die verbale Aussage solche Inhalte, die Leiden zeigen, sich aber *nicht* in Stimme, Gesten, Gesicht, Körperhaltung usw. ausdrücken. *Das gilt auch für die Intensität der Darstellung:* Eine Person kann ein Leiden verbal als massiv darstellen, sie drückt es aber paraverbal oder nonverbal nicht in dieser Form aus.

Erfindet eine Person eine Geschichte, dann erfindet sie vorrangig *Inhalte*, also *verbale* Informationen. Dazu passende paraverbale oder nonverbale Informationen gibt es nicht. Will die Person ein Image aufmachen, dann muss sie ad hoc zu der verbalen auch paraverbale oder nonverbale Information „erfinden". Und es gelingt Personen im Allgemeinen nur bei sehr hoher schauspielerischer Kompetenz, diese Informationen *konsistent* zu machen. Deshalb ist ja auch eine Lüge gerade an einer Signal-Inkongruenz am Besten zu erkennen (Ekman 2012; siehe die Serie „lie to me").

Eine Person, die manipuliert, erfindet eine Geschichte, die nicht ihren realen Erfahrungen entspricht und damit wird sie bei der Schilderung dieser Geschichte

- ein hohes Ausmaß inhaltlicher Widersprüche erzeugen,
- ein hohes Ausmaß an Signal-Inkongruenzen erzeugen.

6.5 Wie erkennt man Signal-Inkongruenzen?

Das menschliche Informationsverarbeitungssystem weist bedauerlicherweise eine relativ geringe Kapazität auf, d. h. wir können unsere Aufmerksamkeit immer nur auf wenige Aspekte gleichzeitig konzentrieren.

Neben einer bewussten Informationsverarbeitung gibt es aber noch eine, parallel arbeitende „intuitive Verarbeitung", bei der ebenfalls Informationen verarbeitet werden. In diesem „Modus" werden auch insbesondere paraverbale und nonverbale „Daten" verarbeitet. Die Ergebnisse werden aber meist nicht klar „kognitiv repräsentiert", da das System nur zum Teil kognitiv arbeitet. Aber es gibt der Person dennoch deutlich Rückmeldungen, allerdings in Form von sogenannten „Affekten": Von Gefühlen, Stimmungen u.ä., die wir spüren können und von denen wir wissen, *dass* sie etwas bedeuten, meist aber noch nicht, *was* sie bedeuten.

Signal-Inkongruenzen eines Interaktionspartners erzeugen meist „Störgefühle": Ein Gefühl, dass etwas nicht stimmt, etwas nicht passt.

Um Signal-Inkongruenzen zu bemerken, sollte man sich selbst für solche Störgefühle sensibilisieren. Man sollte sie wahrnehmen und dann sollte man

- sie ernst nehmen,
- davon ausgehen, dass sie relevant sind,
- zum Anlass nehmen, *daraufhin* eine genauere kognitive Analyse zu starten.

Dann kann man versuchen, bewusst auf verbale, paraverbale und nonverbale Signale zu achten, um dann zu analysieren, was nicht stimmt und warum etwas nicht stimmt (Vgl. Sachse und von Franqué 2019).

6.6 Analyse von Images und Appellen

Es ist möglich, Images und Appelle systematisch zu analysieren und zu rekonstruieren. Damit kann man entschlüsseln, welche Images genau eine Person sendet – dann weiß man, was genau man denken oder was man glauben soll. Und es ist möglich, die Appelle zu dekodieren – dann weiß man, was genau man tun oder nicht tun soll. Wenn man das verstanden hat, dann hat man den Kern der Manipulation verstanden und gewinnt Freiheitsgrade zurück. Dann folgt man nicht einfach blind den Images und erfüllt die Appelle, sondern man kann sich entscheiden, ob man dem Bild glaubt oder nicht, ob man die Handlung ausführen will oder nicht. Durch die Analyse von Images und Appellen wird ein Spiel verstehbar und als Spiel erkennbar! Erst dann kann man systematische Gegenmaßnahmen entwickeln.

> **Übersicht**
> *Leitfragen,* die man sich im Hinblick auf die *Images* der Person stellen sollte, sind:
>
> - Was möchte die Person, was der Interaktionspartner über sie (nicht) denken soll?
> - Was möchte die Person, was der Interaktionspartner von ihr (nicht) glauben soll?
> - Wie möchte die Person vom Interaktionspartner (nicht) gesehen werden?
> - Welches Bild möchte die Person beim Interaktionspartner (nicht) erzeugen)?
>
> *Leitfragen* im Hinblick auf *Appelle* sind:
>
> - Was möchte die Person, was der Interaktionspartner (nicht) tut?
> - Was soll der Interaktionspartner (nicht) für die Person tun?
> - Über welches Handeln des Interaktionspartners würde die Person sich (nicht) freuen?
> - Welches Handeln des Interaktionspartners erwartet die Person (nicht)?

6.6 Analyse von Images und Appellen

Um Images und Appelle zu rekonstruieren, sollten Sie (als Therapeut) wie folgt vorgehen: Da Images und Appelle überwiegend implizit vermittelt werden, über paraverbale und nonverbale Kanäle, auch über das Auftreten des Klienten, sein Aussehen, seine Kleidung, seine „Accessoires" wie Schmuck, große Agenda etc., genügt es nicht, sich allein mit dem Text zu befassen und nur den Text zu analysieren. Es ist wichtig, bei der Analyse von Images und Appellen den Klienten als Ganzes auf sich wirken zu lassen. Dies impliziert zwei Vorgehensweisen:

- Betrachten Sie den Klienten und versuchen Sie, auf viele Aspekte gleichzeitig zu achten: Text, Stimmlage, Betonung, Körperhaltung, Aussehen etc.
- Analysieren Sie nicht im Detail, sondern schalten Sie einen „intuitiv-holistischen Modus" ein. Lassen Sie den Klienten auf sich wirken, denken Sie nicht bewusst nach, lassen sie Eindrücke spontan entstehen.

Nur in einem intuitiven Modus werden Sie in der Lage sein, viele relevante Informationen parallel zu verarbeiten. Sobald Sie bewusst nachdenken, können Sie sich nur noch auf wenige Aspekte konzentrieren; da Sie a priori aber nicht wissen, welche Aspekte wichtig sind, ist der Effekt zufallsabhängig.

Stellen Sie sich dann einige Leitfragen, gewissermaßen offen in Ihrem „kognitiven Raum". Versuchen Sie nicht, dies bewusst zu beantworten, sondern lassen Sie die Antworten dazu spontan entstehen. Die Leitfragen sind sozusagen Aufträge, die man an den intuitiv-holistischen Modus richtet – und dann lässt man das System arbeiten! Je mehr man versucht, das System bewusst zu lenken, desto mehr werden die Effekte verwässert.

Wenn Sie eine Situation schaffen, in der der Klient eine manipulative Aktion ausführt – ohne dass Sie mit ihm interagieren müssen – dann können Sie sich voll auf ihn konzentrieren. Wenn sie so vorgehen, dann gibt ihnen das System Antworten. Sobald Sie ein Image identifiziert haben, notieren sie es kurz und wenden sich dann wieder dem Klient zu. Notieren sie die Images sehr kurz und „knackig", etwa wie:

- Ich bin toll!
- Ich bin etwas Besonderes!
- Ich bin hilflos!
- Ich bin arm dran! etc.

Wenn sie einen Appell erkannt haben, notieren sie diesen als kurzen Imperativ, etwa wie:

- Tröste mich!
- Sei für mich da!
- Kümmere Dich um mich!
- Bestätige mich!
- Rette mich!
- Bewundere mich!

Denken Sie daran: Der Betreffende sendet immer mehrere Images und Appelle. Durch das Notieren können Sie diese sammeln und im nächsten Schritt analysieren. Dann können Sie alle Images zusammenstellen, die inhaltlich zusammengehören, und entscheiden, zu welchem „Spiel" sie gehören, oder rekonstruieren, welchen Gesamteindruck der Betreffende vermitteln will. Genauso können Sie die Appelle zusammenstellen, die inhaltlich zusammengehören, und rekonstruieren, was der Klient insgesamt will, was seine übergreifenden Ziele sind. Dann wissen Sie,

- wie er gesehen werden will bzw. welchen Eindruck er vermeiden will;
- welche Arten von Handlungen er erwartet (oder vermeiden will).

Auf diese Weise rekonstruieren sie übergreifende manipulative Strategien oder ein komplexes Spielverhalten. Und dann können Sie entscheiden, wie sie damit umgehen wollen.

6.7 Video-Analyse von Images und Appellen

Eine sehr effektive Form zur Durchführung einer Image- und Appellanalyse bietet sich Ihnen, wenn Sie diese in Form einer Videoanalyse durchführen können. Hierzu ist es natürlich zunächst erforderlich das schriftliche Einverständnis der Klienten zur Aufnahme der Therapiesitzungen zu erhalten. Diese sind jedoch dann zur Steigerung der Qualität der therapeutischen Interaktion von ungeheurem Wert. Im Folgenden soll das Vorgehen einer Videoanalyse beschrieben werden. Wir empfehlen dazu ein dreischrittiges Vorgehen:

Es ist dabei völlig ausreichend einen Videoausschnitt von ca. 10–15 min zu analysieren, d. h. es ist nicht erforderlich die gesamte Sitzung zu analysieren.

- Schritt 1: Zunächst sollten Sie einen ersten Durchgang durchführen, indem Sie auf die verbalen und expliziten Informationen achten. Dies ist deshalb so

6.7 Video-Analyse von Images und Appellen

wichtig, weil unsere Verarbeitung sehr stark auf die Analyse inhaltlicher Informationen trainiert ist und wir diesen Informationen umso besser ausblenden können, je mehr wir uns Ihnen zunächst explizit zugewendet haben. Deshalb stellen Sie sich im ersten Durchgang Leitfragen der Art: „Worum geht es? Was berichtet der Klient? Was ist das inhaltliche Thema?". Nehmen Sie sich einen Zettel zur Hand und notieren Sie kurz und knapp Ihren Eindruck. Sobald Sie diese Informationen verarbeitet haben wird es Ihnen im zweiten Schritt umso leichter gelingen sich auf die paraverbalen und nonverbalen Informationen zu fokussieren.

- Schritt 2: Folgen Sie nun dem zuvor beschriebenen Vorgehen den Klienten als Ganzes auf sich wirken zu lassen. Lehnen Sie sich zurück und lassen Sie einen Eindruck entstehen und stellen Sie sich die beschriebenen Leitfragen zu Images (z. B. „Was möchte der Klient, was ich über ihn denke?") und zu Appellen (z. B. „Was möchte der Klient, dass ich für ihn tue?"). Sobald Ihnen ein Image oder Appell auffällt machen Sie wie beschrieben eine kurze Notiz, z. B. für das Image „Ich leide extrem" und den Appell „Sieh wie schlecht es mir geht.". Danach legen Sie das Blatt zur Seite und lassen Sie den Klienten wieder auf sich wirken.

Nach Schritt 2 haben Sie nun bereits eine genaue Vorstellung von den Images und Appellen, die ein Klient vermittelt, schon alleine das ist ungeheuer wirksam.

In Schritt 3 geht es nun darum dieses Wissen für die Ableitung konkreter Handlungsinterventionen für die therapeutische Interaktion zu nutzen.

Dafür ist zunächst wichtig, die gefundenen Images und Appelle zusammenzufassen und zu gruppieren. Zum Beispiel finden sich mehrere Images, die allesamt vermitteln sollen „Ich bin total belastet", dann suchen Sie sich für diese Gruppe eine passende Formulierung aus.

Eine andere Gruppe von Images, zielt ggfs. gar nicht auf die Intensität des Leidens ab, sondern darauf zu vermitteln „Ich bin meinem Leid hilflos ausgeliefert". Um die verschiedenen Aspekte zu erfassen sind deshalb Gruppierungen sehr hilfreich, aus denen sie dann jeweils eine Formulierung exemplarisch auswählen können, die für sie besonders stimmig ist. Verfahren Sie genauso für die gefundenen Appelle. Und machen Sie sich immer wieder klar, es geht bei diesem Vorgehen nicht um Vollständigkeit, sondern darum die wichtigsten Aspekte von Images und Appellen zu erfassen. Das ist bereits völlig ausreichend.

Wenn Sie einen Eindruck haben, was die entscheidenden Images und Appelle des Klienten sind, sollten Sie diese mit weiteren Leitfragen analysieren, die dazu dient die Art der Manipulation einzuordnen. Mögliche Leitfragen als Anregung lauten hier: „Kann ich mich zum Image/Appell des Klienten komplementär verhalten? Habe ich den Eindruck das Interaktionsverhalten des Klienten dient dazu zentrale Beziehungsmotive zu befriedigen? Was möchte der Klient von mir als Therapeut haben?" Dies wäre zum Beispiel der Fall, wenn ein Klient ein Image der Art „Ich bin großartig" aufmacht und Anerkennung haben möchte. Diese soll er im Rahmen der Therapie natürlich bekommen, was sich durch komplementäre Beziehungsgestaltung zum Anerkennungsmotiv realisieren lässt. Die zweite Perspektive der Betrachtung bezieht sich auf Leitfragen der Art „Habe ich als Therapeutin /Therapeut den Eindruck das Interaktionsverhalten des Klienten dient dazu mich für bestimmte Ziele, Zwecke einzuspannen, die entweder nichts mit der Therapie zu tun haben, oder den Rahmen der Therapie sprengen?" Dies wäre der Fall, wenn die Manipulation Therapeuten veranlassen soll z. B. die Stunde zu verlängern, oder außerhalb der Therapiezeiten zur Verfügung zu stehen. Diesen Unterschied zu erkennen ist für die Ableitung der therapeutischen Intervention entscheidend. Im ersten Fall kann sich der Therapeut nämlich komplementär zum interaktionellen Ziel verhalten und sollte Interventionen realisieren, die dem Klienten Anerkennung vermitteln (z. B. „Ich finde auch, dass Sie in Ihrem Leben viel erreicht haben"). Anders verhält es sich im zweiten Fall zum Beispiel beim Appell „Gib mir Sondertermine". Hier sollten sich Therapeuten auf keinen Fall komplementär zum interaktionellen Ziel verhalten, sondern sich klar abgrenzen. Dabei lässt sich das konfrontative Element der Abgrenzung ebenfalls empathisch einbetten. „Ich bekomme mit, dass sie gerade sehr belastet sind und sich mehr Unterstützung wünschen. Ambulante Therapie heißt jedoch, dass wir einen Termin von 50 min pro Woche zusammen haben, indem wir gemeinsam an Ihren Themen arbeiten können."

7 Therapeutischer Umgang mit problematischen Manipulationen

Wir wollen hier auf besonders häufige und „typische" manipulative Strategien von Klienten näher eingehen und ausführen, wie Therapeuten mit diesen konstruktiv umgehen können.

7.1 Prinzipielles Vorgehen

Wir wollen uns hier mit der Frage befassen, wie Therapeuten mit ungünstigen, dysfunktionalen Manipulationen umgehen können, die Klienten direkt in die therapeutische Situation „mitbringen".

Passiert einem Therapeuten eine solche Manipulation, dann sollte

- er sich kurz klarmachen, dass er nicht persönlich gemeint ist, der Klient also *jeden* Therapeuten manipulieren würde,
- dass der Klient das nicht tut, um den Therapeuten zu ärgern o.ä.,
- dass daher die Regel gilt: der Versuch ist nicht strafbar, aber zwecklos.
- Der Therapeut sollte ruhig, souverän bleiben, zugewandt und freundlich,
- aber versuchen, verbal so klar und deutlich wie möglich zu formulieren
- und deutlich machen, dass er das prinzipiell nicht tut und auch in diesem Fall nicht tun *wird,*
- dass er dem Klienten gegenüber das durchaus *begründen* kann,
- aber dass er es nicht rechtfertigen oder diskutieren wird,
- und der Klient das akzeptieren kann oder er lässt es.
- *Der Therapeut setzt eine klare Regel, die nicht verhandelbar ist.*

© Der/die Autor(en), exklusiv lizenziert an Springer-Verlag GmbH, DE, ein Teil von Springer Nature 2025
R. Sachse et al., *Therapeutischer Umgang mit Manipulationen*, essentials,
https://doi.org/10.1007/978-3-662-71414-0_7

7.2 Manipulationen im Hinblick auf das Therapie-Setting

Klienten-Aktion: Private Telefonnummer
Eine Klientin sagt in der Mitte der ersten Sitzung: „Es wäre schön, wenn Sie mir Ihre Privatnummer geben würden, damit ich Sie anrufen kann, wenn etwas Wichtiges passiert."

- Therapeut: „Ich kann Ihr Anliegen verstehen, aber ich gebe meine Privatnummer grundsätzlich nicht weiter. Ich stehe einmal pro Woche eine Stunde lang für Sie zur Verfügung, ansonsten aber nicht.
- Klient: „Und wenn es mir mal schlecht geht?"
- Therapeut: „Sollte diese Gefahr bestehen, dann gebe ich Ihnen die Nummern von Notfalleinrichtungen beim nächsten Mal mit. Dort können Sie gerne anrufen."
- Klient: „Aber wieso kann ich Sie nicht anrufen? *Sie* sind doch mein Therapeut."
- Therapeut: „Ja, das stimmt und das möchte ich auch sein. Aber ambulante Therapie heißt für mich grundsätzlich, dass ich nicht ständig zur Verfügung stehen kann und das auch nicht möchte. Und das tue ich grundsätzlich nicht. Bei keinem Klienten."

Klienten-Aktion: Therapie zwischen Sitzungen
Eine Klientin mit einer Histrionik-Störung kommt zum Erstkontakt zu mir (RS). Kurz vor Ende der Stunde sagt sie dann: „Wissen Sie, mir geht es im Augenblick sehr schlecht und ich weiß nicht, ob ich die Wartezeit von einer Woche bis zum nächsten Termin durchhalte. Könnten Sie mir wohl bitte Ihre Privatnummer geben, damit ich Sie im Notfall anrufen kann? Wirklich nur für Notfälle!"

Nun kann ein Therapeut, der dies tut, ziemlich sicher sein, dass ein solcher „Notfall" bis zur nächsten Stunde eintreten wird, möglicherweise schon in der folgenden Nacht und dass das dann in dieser Form weitergehen wird: Daher sollte sich ein Therapeut darauf auf keinen Fall einlassen.

- Therapeut: „Nun Frau X., was ich Ihnen hier anbieten kann, ist eine *ambulante* Therapie, d. h. dass wir *einen* Termin pro Woche Therapie machen werden. Mehr kann ich nicht leisten. Das setzt aber voraus, dass meine Klienten stabil genug sind, über die Woche bis zum nächsten Termin zu kommen. Ist das nicht der Fall, ist eine ambulante Therapie leider nicht möglich. Wenn Sie sagen, dass Sie das nicht aushalten, müssen wir über einen stationären Aufenthalt nachdenken, bei dem Sie sich so weit stabilisieren, dass das möglich wird."

7.2 Manipulationen im Hinblick auf das Therapie-Setting

- Dann trat das ein, was zu erwarten war: Die Klientin sagte, mit leicht leidender Stimme: „Gut, dann probiere ich das mal aus." Und natürlich tritt auch keinerlei „Notfall" ein.

Klienten-Aktion: Längere Therapie-Stunden
Die Klientin äußert in der vierten Stunde relativ zu Beginn: „Wissen Sie, es tut mir gut, mit Ihnen zu reden. Ich merke, dass ich immer noch mehr sagen will und dann ist die Stunde zu Ende. Meine Vor-Therapeutin hat manchmal eine Doppelstunde gemacht und brauchte dann oft noch eine halbe Stunde, um das Gespräch dann langsam auslaufen zu lassen. Ich fände es sehr schön, wenn wir das auch machen könnten."

Um Gottes willen! Dass man in der Regel eine Stunde macht, liegt daran, dass sich Klienten oft gar nicht länger konzentrieren können und daher „Doppelstunden" meist Zeitverschwendung sind. Vor allem darf die Klientin aber nicht die Regeln der Therapie bestimmen.

Therapeut: „Das kann natürlich sein, dass eine vorherige Therapeutin das getan hat. Aber das finde ich nicht sinnvoll, weil sich zeigt, dass ein solches Vorgehen nicht effektiv ist. Ich möchte Ihnen als meine Klientin jedoch eine möglichst effektive Therapie anbieten, daher werde ich das nicht tun."

Klienten-Aktion: Überziehen der Stunde
Die Klientin fängt in der dritten Stunde an, gegen Ende der Stunde „ein Fass aufzumachen", d. h. sie fängt mit anscheinend sehr belastenden Themen an und ist dann schnell aufgewühlt. Sie äußert dann, dass sie nun nicht gehen kann, in dem Zustand, in dem sie sich befindet."

Eine Klientin äußerte in diesem Zusammenhang mal: „Wenn Sie mich jetzt auf die Straße schicken, laufe ich gegen einen Tankwagen." Es blieb ungeklärt, warum es unbedingt ein Tankwagen sein musste, aber alles war recht dramatisch.

Therapeuten sollten ein Überziehen der Stunde auf gar keinen Fall zulassen, denn das funktioniert mit Sicherheit nach dem „devils principle"! Daher sollte ein Therapeut die Klientin, die anfängt, die Stunde zu überziehen, stoppen: „Frau X., verzeihen Sie, wenn ich Sie unterbreche. Aber wir überschreiten die Therapiezeit und ich finde es nicht gut, wenn Sie jetzt noch ein schwieriges Thema aufmachen, das wir dann nicht mehr klären können. Das möchte ich Ihnen auf gar keinen Fall zumuten. Deshalb lassen Sie uns bitte die Stunde jetzt beenden und das wichtige Thema beim nächsten Mal ansprechen, damit wir es auch wirklich würdigen können."

Sollte die Klientin sich schnell hineingesteigert haben, wäre es unklug, sie in dem Zustand gehen zu lassen. Daher der Therapeut: „Frau X, ich merke, dass es Ihnen jetzt nicht gut geht und ich möchte nicht, dass wir das Thema jetzt weiter vertiefen, da die Stunde zuende ist. Wir sollten jetzt sehen, wie wir Sie stabilisieren können, damit Sie ohne Probleme nach Hause gehen können." Hier sollte der Therapeut *einmal* gestatten, die Stunde zu überziehen, um der Klientin zu signalisieren, dass er sie „nicht im Stich lässt" und dann versuchen, durch Krisenintervention die Klientin zu stabilisieren.

In jedem Fall aber spricht der Therapeut das von sich aus zu Beginn der nächsten Stunde an. Therapeut: „Es ist Ihnen in der letzten Stunde schwer gefallen, die Therapiestunde zu beenden. Darüber sollten wir jetzt nochmal sprechen. Ich bin in der Therapie eine Stunde lang für Sie da und möchte mich während dieser Zeit völlig auf Sie einstellen und mich auf Sie konzentrieren und Ihnen die ganze Therapie-Zeit zur Verfügung stellen. Wie Sie wissen habe ich aber noch andere Klientinnen und Klienten und auf die möchte ich mich ebenfalls konzentrieren und Ihnen die Zeit geben. Daher ist es für mich wichtig, eine Therapie-Stunde pünktlich zu beenden, damit ich mich auf den nächsten Klienten einstellen kann. Ich bitte Sie daher um Verständnis, aber ich denke, dass Sie von mir das Gleiche erwarten dürfen. Deshalb möchte ich darauf achten, die Stunde rechtzeitig zu beenden, wenn Ihnen das schwer fällt, was ja ok ist, dann schlage ich vor, dass ich Sie 10 min vor Ende der Stunde aufmerksam mache und wir dann kein schwieriges Thema mehr aufmachen. Denn es wäre mir sehr unangenehm, wenn Sie dann in einem belasteten Zustand gehen müssten. Das möchte ich gerne vermeiden. Deshalb sollten wir Sie in den letzten 10 min so weit stabilisieren, dass Sie ohne Probleme gehen können."

7.3 Grenzüberschreitungen

Klienten mit Persönlichkeitsstörung, insbesondere Histrionik- und Schema-Borderline-Klienten, möchten sich nicht damit zufrieden geben, dass die therapeutische Beziehung eine rein professionelle und „einseitige" Beziehung ist. Die Klienten versuchen daher immer wieder, „Grenzen zu überschreiten": Persönliche Informationen über den Therapeuten zu erhalten, über Probleme des Therapeuten zu sprechen, Therapeuten zu persönlichen Stellungnahmen zu bewegen usw. usw.

Dies sollte ein Therapeut aber nicht zulassen: Der Klient hat eine definierte Rolle und Aufgabe und der Therapeut ebenfalls. Der Therapeut ist nicht Klient für den Klienten, seine Parallelen, seine Probleme usw. sind per definitionem nicht Gegenstand der Psychotherapie. Daher geht es den Klienten, nicht um den Therapeuten.

7.3 Grenzüberschreitungen

Jeder Therapeut sollte *für sich eine persönliche Grenze definieren,* von der er will, dass Klienten diese nicht überschreiten und dann sollte er auch konsequent dafür sorgen, dass Klienten das nicht tun.

Unsere Haltung dazu ist:

- Man kann den Klienten, wenn er es möchte, über alles informieren, was der Klient sowieso wissen kann. Was z. B. im Internet steht, ist nicht geheim und es wäre Unsinn, daraus ein Geheimnis zu machen. Daher kann man auf Fragen wie „sind Sie verheiratet; haben Sie Kinder, wo haben Sie studiert" u. a. durchaus antworten.
- Wenn ich eine Praxis einrichte, mich kleide usw., teile ich den Klienten damit persönliche Informationen mit, die offenbar nicht geheim sind. Auch dazu sollte es den Klienten erlaubt sein, Fragen zu stellen. In meiner Praxis war klar, dass ich eine Lyonel Feininger-Fan bin und darüber kann ich mich mit den Klienten kurz unterhalten. Ich gehe aber davon aus, dass Informationen darüber, ob ich an Gott glaube oder nicht, wie viel Geld ich verdiene, wie oft ich mit meiner Frau schlafe, wie viele Geliebte ich gleichzeitig habe oder ob ich Schlafprobleme habe, einen Klienten einen feuchten Kehricht angehen!

Klienten-Aktion: Interesse des Klienten

Ein Klient kommt zu einem Erstgespräch ins Institut, sieht ein Bild des Antilope Canyons an der Wand und sagt: „Oh, sind Sie auch ein Amerika-Fan? Waren Sie mal in Antilope? Wie fanden Sie es?"

- Therapeut: „Ja ich war mehrmals im Antilope und ich finde es absolut faszinierend."
- Klient: „Ja, ich auch! Wann waren Sie da?"
- Therapeut: „Vor drei Jahren."
- Klient: „Waren Sie mal zu verschiedenen Tageszeiten im Canyon?"
- Therapeut: „Ja, war ich und die Lichtverhältnisse waren wirklich sehr eindrucksvoll. Aber vielleicht sollten Sie jetzt Platz nehmen, damit wir beginnen können. Die Zeit ist kostbar."
- Klient: „Ja, natürlich."

Die Klienten-Aktion ist ok, aber sie sollte eben nicht zu viel Zeit in Anspruch nehmen.

Ein anderer Aspekt von „Interesse des Klienten" ist der, dass Therapeuten des Öfteren gefragt werden, wohin sie in den Urlaub fahren. Auch hier sollte man als Therapeut daraus kein Geheimnis machen – ich empfehle KollegInnen aber immer, hinreichend wage zu bleiben. Der Grund dafür ist eine spezifische Erfahrung: Zu Beginn meiner Praxiszeit wollte ich (RS) mit meiner damaligen Gattin und einem befreundeten Ehepaar Urlaub in Dänemark machen. Ich hatte eine sympathische Klientin, die mich fragte, wo ich Urlaub machen würde und ich dachte mir nichts dabei, ihr den Ort zu nennen. Als wir dann in Dänemark waren, machten wir einen Besuch im Kaufhaus Salling: Ich ging nichts Böses ahnend um eine Ecke und stand vor der Klientin. Ich muss wohl ausgesehen haben, als hätte mich ein Pferd gereten (was aber aufgrund fehlender Erfahrung lediglich eine Vermutung ist), allerdings war ich völlig aus der Fassung und fragte „was machen Sie denn hier?" Woraufhin ihre Antwort war: „Ich komme hier zufällig vorbei." Seitdem beantworte ich die Frage, wo ich Urlaub mache, mit „in Nordamerika", in der Hoffnung, dass das Land groß genug ist.

Klienten-Aktion: Ausfragen des Therapeuten
Ein Klient kommt zu einem Vorgespräch ins Institut. Er setzt sich, stellt sich vor und beginnt dann sofort mit der Aktion.

- Klient: „Ich bin hier, um einige für mich wichtige Dinge zu besprechen. Damit ich das tun kann, muss ich aber vorher mit Ihnen etwas klären. Es geht mir um Glaubensfragen. Glauben Sie an Gott?"
- Therapeut: „Es ist ok, wenn Sie mich das fragen, aber ich möchte Ihnen sagen, dass das meine Privatsphäre betrifft und ich mit Klienten über solche Themen grundsätzlich nicht spreche."
- Klient: „Natürlich ist das Ihre Sache. Aber ich kann nun mal nur mit jemandem sprechen, der auch an Gott glaubt. Daher muss ich das wissen."
- Therapeut: „Es tut mir leid, aber wenn Sie das zur Bedingung der Therapie machen, dann werden wir leider keine Therapie machen können, denn ich werde Ihre Frage nicht beantworten und bitte Sie auch, meine Privatsphäre zu wahren."
- Klient: „Aber wieso ist das für Sie so ein Geheimnis?"
- Therapeut: „Nun, ich möchte über private Themen grundsätzlich nicht mit Klienten sprechen. Ist das für Sie ein Problem, das zu akzeptieren?"
- Klient: „Ja, denn dann kann ich nicht mit Ihnen sprechen."
- Therapeut: „Ok, wenn das so ist, muss ich das akzeptieren, dann gibt es leider auch keine Therapie mit mir."

Als Therapeut möchte ich,

- dass der Klient meine Grenze akzeptiert,
- die ich gerne erläutere,

- aber deutlich mache, dass ich sie ziehe
- und möchte Sie nicht begründen oder diskutieren müssen.

Fordert der Klient mich dennoch dazu auf, *bin ich berechtigt, dies zum Problem des Klienten zu machen,* weil es dann offenbar ein solches ist. Ich thematisiere dann, warum der Klient meine Grenze nicht respektiert. Die Grenze ist auch nicht verhandelbar. Entweder der Klient akzeptiert sie, dann findet eine Therapie statt oder er akzeptiert sie nicht, dann findet keine statt.

7.4 Beziehungsangebote

Klienten machen Therapeuten gelegentlich Angebote zu Beziehungen, die (deutlich) über eine therapeutische Beziehung hinausgehen.

Darauf sollte sich ein Therapeut auf gar keinen Fall einlassen, denn es ist völlig eindeutig, dass eine Therapie dann am Effektivsten sein kann, wenn Therapeut und Klient *ausschließlich* eine Therapeut-Klient-Beziehung eingehen. *Jede* andere Art von Beziehung neben der therapeutischen verschlechtert die Therapie signifikant (von anderen ethischen Problemen ganz abgesehen).

Vor allem Klientinnen und Klienten aus drei Störungsgruppen machen den Therapeuten solche Beziehungsangebote:

- Klienten mit selbstunsicherer Störung
- Klienten mit histrionischer Störung
- Klienten mit Schema-Borderline-Störung

Es ist durchaus nicht eindeutig, Beziehungsangebote des Klienten an den Therapeuten unter „Manipulation" abzuhandeln, denn einige Angebote sind durchaus authentisch und Klienten machen sie offen und transparent: Sie verwenden gar keine manipulativen Strategien.

Es gibt jedoch durchaus Beziehungsangebote, die die Kriterien für Manipulation erfüllen: Die Klienten wollen gar keine Beziehung, weil sie den Therapeuten als Person schätzen, verliebt sind o.a., sondern weil sie durch diese Strategie hoffen, indirekt ihr Wichtigkeitsmotiv befriedigt zu bekommen, den Therapeuten kontrollieren zu können, die Therapie beenden zu können usw.

Daher muss man wohl davon ausgehen, dass etliche der Angebote authentisch sind, also genau so gemeint sind und authentisch vermittelt werden. Dennoch trauen wir uns, das Thema hier unter „Manipulation" zu behandeln, denn wie deutlich werden wird, ist der therapeutische Umgang mit Beziehungsangeboten immer der gleiche – gleichgültig, ob das Angebot manipulativ ist oder nicht. Das muss ein Therapeut gar nicht beurteilen (und es ist oft auch nur schwer zu beurteilen): Er/sie muss sich nur an bestimmte Regeln halten.

Erhält ein Therapeut ein Beziehungsangebot, dann sollte er/sie sich nach bestimmten *Regeln* verhalten:

- Es muss immer klar sein, dass der Therapeut das Angebot niemals annehmen wird. Hat der Therapeut da selbst Zweifel, sollte er Selbsterfahrung machen und sich u. U. entscheiden, nicht weiter mit dem Klienten zu arbeiten.
- Der Therapeut sollte nie ärgerlich, gekränkt, beleidigt o.a. reagieren, dazu besteht keine Veranlassung.
- Der Therapeut sollte sich immer als Erstes für das Angebot bedanken, denn es ist in aller Regel vom Klienten auch positiv gemeint.
- Sollte dem Therapeuten nicht klar sein, was das Angebot genau ist (s. u.), dann sollte er das als Erstes *empathisch klären:* Denn er kann nur zu etwas Stellung nehmen, was er auch versteht!
- Dann sollte der Therapeut so reagieren,
  - dass er immer auf der Beziehungsebene freundlich, zugewandt, empathisch und souverän reagiert,
  - auf der Inhaltsebene aber sehr deutlich und klar zum Ausdruck bringen, dass er das Angebot nicht annehmen wird und das auch in Zukunft nicht tun wird.
- D. h. die Inhaltsbotschaft sollte
  - ganz klar und deutlich sein,
  - mühelos zu verstehen sein,
  - nicht indirekt, verschlüsselt, „durch die Blume" u. a. ausgedrückt werden,
  - und es muss klar sein, dass der Therapeut es ernst meint, das Angebot *nicht* anzunehmen und entschlossen ist, d. h. dass das Angebot „nicht verhandelbar" ist.

Der Therapeut sollte aber natürlich seine Ablehnung begründen, denn darauf, so muss man wohl annehmen, hat der Klient ein Recht. Als Begründung kann ein Therapeut oft als Erstes das „Therapie-Argument" nutzen, da es völlig zutreffend ist:

Therapeut: „Vielen Dank für diese Einladung. Ich werde sie aber nicht annehmen, weil ich davon überzeugt bin, dass Therapie dann am Besten funktioniert, wenn Therapeut und Klient *ausschließlich* eine therapeutische Beziehung haben. Und ich möchte unsere therapeutische Arbeit nicht verschlechtern!"

7.4 Beziehungsangebote

Letztlich muss man aber davon ausgehen, dass der Therapeut bei einem Beziehungsangebot persönlich gemeint ist und dass der Klient damit oft erwartet (und erwarten darf), dass der Therapeut persönlich Stellung nimmt. Denn der Therapeut ist bei aller Professionalität eben doch als Person in der Therapie: Dieser Aspekt tritt normalerweise in den Hintergrund und sollte das auch, aber in solchen Fällen wird dieser Aspekt natürlich salient und tritt hervor.

Daher gilt: Wird der Therapeut direkt als Person angesprochen, dann sollte er auch direkt als Person reagieren. „Persönlich Stellung nehmen" bedeutet aber nur, dem Klienten eine kurze Erläuterung zu geben, es bedeutet *nicht*, sich „zu rechtfertigen", denn dazu *besteht kein Anlass!*

Ein Therapeut sollte sich dabei auch auf keinen Fall „hinter seiner Rolle verstecken" (s. u.) oder das Angebot als Problem des Klienten definieren (also nie im Sinne einer „Übertragungsdeutung" o.ä.), denn darauf reagieren viele Klienten ausgesprochen sauer, weil sie sich (zurecht) nicht ernst genommen fühlen. Durch ein solches Vorgehen verliert der Therapeut massiv Beziehungskredit! Manipulation oder nicht – ein Therapeut sollte *immer* die Person des Klienten ernst nehmen!

Erst dann, wenn ein Klient trotz eines angemessenen Therapeuten-Handelns nicht reagiert (d. h. seine Strategie trotzdem fortsetzt), kann ein Therapeut *das* als Problem definieren und ansprechen! Dann ist aber das Beziehungsangebot selbst nicht das Problem, sondern die Rückmeldungsresistenz des Klienten!

Klienten-Aktion: Kaffee trinken
Eine Klientin mit histrionischer Störung sagt zu Beginn der achten Stunde: „Ich würde Sie gerne mal zu einer Tasse Kaffee einladen. Ich denke, dass würde unsere Beziehung sehr verbessern."

- Therapeut: „Ich bedanke mich für die Einladung und für Ihr Vertrauen. Aber ich bin davon überzeugt, dass Therapie dann am Besten klappt, wenn Therapeut und Klient *keine* andere Art von Beziehung haben. Und ich möchte unsere Therapie nicht verschlechtern, weil Sie mir als Klientin wichtig sind."
- Klientin bleibt hartnäckig: „Sie wollen nicht mit mir Kaffee trinken?"
- Therapeut: „Das ist korrekt. Ich möchte einerseits unsere therapeutische Arbeit nicht gefährden, aber ich habe viele Freunde, die mir viel bedeuten und möchte daher keine neue Beziehung beginnen" (der Therapeut nimmt kurz persönlich Stellung).

Klienten-Aktion: Einladung zum Geburtstag
- Klient: „Ich habe am übernächsten Samstag Geburtstag und ich möchte Sie gerne zu meiner Feier einladen."
- Therapeut: „Vielen Dank für Ihre Einladung, das ist sehr freundlich. Ich werde sie aber nicht annehmen, weil ich überzeugt bin, dass wir am Besten dann Therapie machen, wenn wir uns nicht persönlich kennen."

Klienten-Aktion: Liebesbeziehung

Therapeuten können auch das Angebot erhalten, mit dem Klienten eine Liebesbeziehung, eine erotische Affäre o.ä. einzugehen. Abgesehen davon, dass das juristisch nicht ok ist (was aber, wie wir alle wissen, einige nicht davon abhält), ist es therapeutisch völlig kontraindiziert und auch der Therapeut tut sich damit keinen Gefallen: Ich habe in den 40 Jahren Supervision mit Kollegen einige Kolleginnen und Kollegen betreut, die sich darauf eingelassen hatten und die haben es *alle* bereut: Es ist eine miserable Idee, sich Partner in einer Population überdurchschnittlich gestörter Personen zu suchen.

Solche Angebote können in sehr unterschiedlicher Weise vermittelt werden:

- Sehr offen und transparent, z. B.: „Ich möchte Ihnen gerne sagen, ich möchte eine Partnerschaft mit Ihnen."
- Indirekt: So kann z. B. am Wochenende eine Klientin eine Liebeserklärung auf dem Anrufbeantworter hinterlassen.
- Hoch manipulativ: Eine Klientin sollte bezüglich ihrer Angst-Kognitionen ein Tagebuch führen. Sie schrieb darin erotische Phantasien über den Therapeuten auf und strich sie dann so durch, dass sie immer noch gut zu lesen waren.
- Indirekt, z. B.: „Ich habe von Ihnen geträumt."

Sollte einem Therapeuten etwas Derartiges passieren, sollte er/sie wie folgt vorgehen:

- Innerlich auf Alarm schalten: Davon ausgehen, dass nun eine solche Situation ansteht oder (wie im letzten Fall) anstehen könnte.
- Ruhe bewahren: Es ist eine schwierige Situation, die man aber durchaus bewältigen kann.
- Dem Drachen ins Auge schauen: Sich entscheiden, das Thema *sofort offen* anzusprechen und auf keinen Fall vermeiden.
- Freundlich, zugewandt und empathisch bleiben: Selbst dann, wenn man manipuliert wird, ist der Versuch nicht strafbar, aber zwecklos.

7.4 Beziehungsangebote

- Sich vornehmen, klar, deutlich und verständlich zu kommunizieren, auch dann, wenn man etwas sagen muss, was den Klienten ganz sicher frustrieren wird.

Dann sollte man wie folgt vorgehen: Ist die Art des Angebots unklar, dann ist das erste Ziel, das zu klären. Dazu ist der Therapeut hochgradig empathisch, versucht, Aspekte, die er verstanden hat, zu explizieren, zu fragen und dabei deutlich zu machen, das alles ok ist und der Klient das alles tun darf.

- Klient: Ich habe von Ihnen geträumt.
- Therapeut: Ah ja! Mögen Sie mir sagen, was Sie geträumt haben?
- Klient: Ja, das ist ein bisschen unangenehm.
- Therapeut: Das ist völlig ok. Sie dürfen alles sagen, ich finde es sehr wichtig zu schauen, was Sie mir sagen wollen.
- Klient: Der Traum war sehr persönlich.
- Therapeut: Sie meinen, er war erotisch.
- Klient: Ja.
- Therapeut: Das ist ok. Was bedeutet das für Sie? Sie erzählen mir das, also wollen Sie mir damit etwas sagen. Hätten Sie gerne eine Beziehung zu mir?
- Klient: Ja.
- Therapeut: Eine Liebesbeziehung?
- Klient: Ja.
- Therapeut: Ich danke Ihnen für Ihre Offenheit. Und ich bedanke mich für Ihr Angebot, ich fühle mich geehrt. Aber leider muss ich Ihnen sagen, dass ich nicht in Sie verliebt bin und dass ich daher auch keine Beziehung zu Ihnen eingehen werde. Es ist völlig ok, dass Sie das sagen und ich denke, wir sollten jetzt schauen, wie es weitergehen kann.
- Klient: Das verletzt mich.
- Therapeut: Was genau verletzt Sie daran?
- Klient: Die Zurückweisung.
- Therapeut: Es war nicht meine Absicht, Sie zu verletzen. Mögen Sie sagen, warum Sie das so verletzt?

Der Therapeut ist hier in seinen Aussagen sehr klar und nimmt sofort als Person Stellung, was bei solchen Angeboten sinnvoll ist. Ein Therapeut sollte sich hier nicht „verstecken" oder sich vor klaren Aussagen drücken.

Sagt der Therapeut z. B.: „Als Therapeut darf ich leider keine Beziehung dieser Art beginnen." gibt er eine Botschaft, die mein Ausbilder immer als „nein-aber" bezeichnet hat: „Nein, ich darf nicht. Aber ich würde eigentlich schon gern."

Und natürlich kommt von dem Klienten dann: „Dann lassen Sie uns die Therapie beenden, denn die Beziehung zu Ihnen ist mir viel wichtiger als die Therapie."

Der Therapeut kann aber auch seinen Ehering präsentieren mit dem Statement: „Ich bin verheiratet", was die Replik erzeugt „Ihre Frau muss es ja nicht erfahren". Glauben Sie mir, alle Ausreden sind zum Scheitern verurteilt. Das Einzige, was hilft, ist die Aussage:

- Ich bin nicht in Sie verliebt.
- Ich weiß, dass sich das auch nicht ändern wird.
- Und deshalb werde (nicht „will") ich keine Beziehung zu Ihnen eingehen.

Macht ein Therapeut eine derart klare Aussage, darf er erwarten, dass der Interaktionspartner das akzeptiert: Tut er/sie das nicht, dann kann ein Therapeut *dies* zu einem Problem des Klienten machen: „Ich frage mich, warum es Ihnen schwer fällt, meine Aussage zu akzeptieren?"

7.5 Direkte Kontrolle

Von „direkter Kontrolle" sprechen wir, wenn ein Klient mit einer manipulativen Strategie darauf abzielt, den Therapeuten im Therapieprozess direkt zu kontrollieren, d. h. ihn unmittelbar dazu zu veranlassen, etwas Bestimmtes zu tun oder zu lassen und ihn damit von therapeutischen Interventionen abzuhalten. Der Therapeut realisiert eine bestimmte Intervention (Frage, Prozessdirektive), die der Klient nicht beantworten/nicht ausführen will: Er/sie will dies aber auch nicht offen äußern, sondern er realisiert dann stattdessen eine manipulative Strategie, die den Therapeuten direkt blockieren soll.

Klienten-Aktion: Mir kommt alles hoch!
Ein Therapeut stellt einer Histrionik-Klientin im Prozess eine vertiefende Frage, die sie aber offenbar nicht beantworten will, was sie aber nicht offen äußert.
Therapeut stellt Frage.

- Klientin: Macht eine kurze Pause, dann realisiert sie einen „verzweifelten" Gesichtsausdruck, legt demonstrativ die Hand an die Stirn, mit der Handfläche nach außen und sagt, mit gebrochener Stimme: „Jetzt kommt mir alles hhhhoch" (mit deutlich „angehauchten" Konsonanten).

7.5 Direkte Kontrolle

- Der Therapeut sollte sich klar machen, dass der Versuch nicht strafbar, aber zwecklos ist, also sagt der Therapeut: „Offenbar habe ich Sie gerade etwas sehr Wichtiges gefragt, das etwas in Ihnen ausgelöst hat. Deshalb bitte ich Sie: Lassen Sie es kommen, damit wir darüber sprechen können."

Klienten-Aktion: Hyperventilationsanfall
Der Therapeut stellt eine Frage. Daraufhin beginnt die Klientin ganz plötzlich zu hyperventilieren. Der Therapeut schlägt dann mit der flachen Hand einmal heftig auf den Tisch. Die Klientin erschrickt und hört schlagartig mit der Hyperventilation auf.

Therapeut: „Offenbar habe ich gerade mit meiner Frage etwas sehr Wichtiges in Gang gesetzt. Mögen Sie mal mit mir zusammen schauen, was das war? Was hat meine Frage in Ihnen ausgelöst?"

Klienten-Aktion: Demonstratives Erbrechen
Eine Klientin von mir (RS) ist aufgrund einer Frage plötzlich aus dem Therapie-Sessel aufgesprungen, hat die Therapieraum-Tür aufgerissen, die Toilettentür ebenfalls und hat dann laut und demonstrativ erbrochen. Ich bin ihr nicht gefolgt, habe ihr auch kein Glas Wasser geholt, sondern gewartet, bis sie zurück kam, um sich wieder zu setzen.

Dann der Therapeut: „Frau X, bevor Ihnen schlecht wurde, hatte ich Ihnen eine Frage gestellt, die offenbar bei Ihnen eine massive Reaktion bewirkt hat. Daher ist die Frage anscheinend sehr wichtig. Ich würde sie Ihnen daher gerne noch einmal stellen." Und daraufhin habe ich die Frage wiederholt.

Klienten-Aktion: Nonverbale oder paraverbale Kontrollen
Eine Strategie eines Klienten, eine Therapeutin zu kontrollieren, kann durchaus subtil erfolgen: Gar nicht über verbale Mittel, sondern über den nonverbalen oder paraverbalen Kanal.

So setzt sich ein Klient, nimmt seine Brille ab und putzt sie ausführlich mit den Worten „sonst sehe ich so wenig". Er sieht die Therapeutin nicht an und signalisiert, dass er beim Putzen nicht gestört werden möchte. Die Therapeutin reagiert offenbar nach „Höflichkeitsregeln" und wartet, bis der Klient mit der Aktion fertig ist. Das bedeutet aber schlicht und einfach, dass der Klient durch seine Aktion die Therapeutin blockieren kann.

Das sollte einem Therapeuten nicht passieren: Ein durchschnittlicher Klient kann sicher so viel „Multitasking", dass er beim Putzen der Brille reden kann. Also sollte die Therapeutin sagen: „Es ist ok, wenn Sie Ihre Brille putzen, aber Sie können ja schon mal auf die Frage antworten, woran Sie heute arbeiten wollen."

Eine gute paraverbale Kontroll-Technik besteht darin, „Kunst-Pausen" in eine Schilderung einzubauen, bei denen man den Interaktionspartner nicht anschaut: Man „übergibt" also die Rede nicht an den Interaktionspartner, sondern veranlasst ihn zu warten und zu schweigen und damit kontrolliert man auch die Interventionen von Therapeuten.

Daher sollte ein Therapeut hier nicht warten und schweigen, sondern jede relevante Spur nutzen, um den Klienten zu unterbrechen und zu steuern.

- Klient: „Ich mache mir große Sorgen um meine Tochter. (Pause) Ich glaube, sie ist nicht in der Lage, eine Beziehung zu führen. (Pause) Sie sagt zwar, sie will von ihrem Partner loskommen. (Pause) Aber sie hat nicht die innere Einstellung dazu."
- Die Therapeutin, die erkennt, dass ein Klient versucht, auf diese Weise Kontrolle auszuüben, kann den Klienten unterbrechen: Freundlich zugewandt und komplementär.
- Klient: „Ich mache mir große Sorgen um meine Tochter."
- Therapeutin: „Ah ja. Das scheint mir ein wichtiges Thema zu sein. Welche Sorgen machen Sie sich genau?"
- Klient: (Pause) „Ich glaube, Sie kann sich nicht von Ihrem Partner trennen."
- Therapeutin: „Und was genau stört *Sie* daran?"

Die Therapeutin

- verhindert, dass der Klient lange Monologisierungen macht,
- steuert stark,
- internalisiert immer wieder die Perspektive,
- macht deutlich, welche Themen-Aspekte sie für relevant hält.

Klienten-Strategien mit Erpressungscharakter
Hier handelt es sich um manipulative Strategien, die ebenfalls einer direkten Kontrolle dienen, indem sie meist den Therapeuten veranlassen sollen, etwas (hochgradig) Untherapeutisches zu tun: Dabei dient die Strategie aber dazu, Therapeuten in hohem Maße einzuschüchtern oder zu zwingen, in bestimmter Weise zu handeln. Daher bezeichnen wir diese Strategien als „erpresserisch".

Solche Strategien können Therapeuten, wenn sie nicht aufpassen, tatsächlich sehr unter Druck setzen und veranlassen, sich untherapeutisch zu verhalten. Andererseits machen sie aber andere Therapeuten auch ausgesprochen sauer, da diese sich nicht erpressen lassen wollen.

7.5 Direkte Kontrolle

Daher ist es hier besonders wichtig, dass ein Therapeut sich klar macht,

- dass der Versuch nicht strafbar ist, aber zwecklos bleiben muss,
- dass der Klient es nicht tut, um den Therapeuten zu ärgern, es also gar keinen Grund gibt, ärgerlich zu werden,
- sondern dass ein Therapeut hier zugewandt, empathisch sein und bleiben sollte,
- aber sich dennoch in gar keiner Weise manipulieren lässt.

Klienten-Aktion: Herzanfall
Eine Therapeutin, die mit einem hochgradig histrionischen Klienten arbeitete, hat in der 14. Stunde eine Konfrontation des Klienten realisiert, nach meiner (RS) Einschätzung auch völlig lege artis. Daraufhin fasste sich der Klient demonstrativ an die Brust, stöhnte recht laut und „fiel dann aus dem Therapie-Sessel" und blieb stöhnend auf dem Boden liegen. Die Therapeutin ging zu ihm, brachte ihn in eine stabile Seitenlage und sagte zu dem Klienten: „Offenbar haben Sie gerade eine Herzattacke. Bitte bleiben Sie ruhig liegen, ich rufe sofort einen Krankenwagen, der Sie auf die Intensivstation bringt." Daraufhin stand sie auf, um zum Telefon zu gehen und der Klient sagte dann mit brüchiger Stimme: „Es geht schon wieder. Lassen Sie mich einen Augenblick hier liegen. Ich erhole mich gleich wieder." Daraufhin setzte sich die Therapeutin mit den Worten: „Ok, wenn Sie das möchten. Sobald es Ihnen wieder besser geht, bitte ich Sie, wieder Platz zu nehmen. Falls sich Ihr Zustand aber verschlimmert, muss ich den Krankenwagen rufen."

Bei Aktionen wie einem Herzanfall ist klar, dass der Klient die Therapeutin in starker Weise kontrollieren will: Er will, dass sich diese völlig komplementär verhält.

Aber, er will sicher auf keinen Fall auf einer Intensivstation landen, das wäre hoch aversiv. Dem Klienten geht es daher immer schlagartig besser, aber er muss dann natürlich seine Rolle noch etwas durchhalten, um glaubwürdig zu bleiben: Also setzt er sich schwerfällig auf, „klettert' in den Sessel zurück, stöhnt und sagt, demonstrativ leidend: „Danke, es geht mir schon besser. Gleich können wir weitermachen."

Sobald der Klient dann signalisiert, dass die Therapie fortgesetzt werden kann, realisiert der Therapeut das Standardvorgehen:

- Therapeut: „Offenbar habe ich unmittelbar vor Ihrem Anfall etwas gesagt, das sie stark betroffen hat."
- Klient: „Nein, das hatte mit Ihrer Frage gar nichts zu tun."
- Therapeut: „Ok, wenn Sie das sagen, ist das ok. Dann möchte ich aber wieder an dem Punkt weitermachen, an dem der Anfall uns unterbrochen hat. Das schien mir wichtig zu sein und da er Sie nicht belastet hat, haben Sie sicher auch nichts dagegen."

In einem solchen Fall, wenn der Klient eine akute medizinische Krise oder eine akute Suiziddrohung realisiert, kann das zu einem juristischen Problem für den Therapeuten werden. Juristisch ist das zwar umstritten, wir empfehlen unseren Therapeuten aber aus Sicherheitsgründen davon auszugehen, dass in einem solchen Fall die Therapeuten handeln sollten: Sie müssen einen Krankenwagen, einen Notarzt oder bei Suizid die Feuerwehr alarmieren, die sich um den suizidalen Klienten kümmert. Und das sollte der Therapeut dem Klienten auch deutlich machen, dass er nun *gezwungen* ist, bestimmte Aktionen einzuleiten und dass diese nun vor der Therapie Vorrang haben müssen.

7.6 Suizid-Drohungen

Eine Klientin sagt zum Therapeuten am Ende der Stunde: „Ich werde jetzt nach Hause gehen und dann werde ich mich umbringen".

Zur Sicherheit unserer Therapeuten, aber natürlich auch unserer Klienten folgen wir der Regel: „Wer an der Suizid-Schraube dreht, fährt ein."

Therapeut: „Wenn Sie das so sagen, zwingen Sie mich aus juristischen Gründen, nun die Feuerwehr zu rufen und Sie einweisen zu lassen. Bitte bleiben Sie hier sitzen, ich werde nun telefonieren."

Und genau das wird der Therapeut nun tun. Er darf die Klientin nicht festhalten, aber er sollte der Feuerwehr den Fall übergeben.

Wir rufen dabei lieber die Feuerwehr als die Polizei an, da wir bisher die Feuerwehr in solchen Fällen als professioneller erlebt haben.

Wenn Sie jemanden in der Leitung haben, sagen Sie der Person das Problem, Name und Anschrift der Klientin und bitten den Betreffenden, sich sofort zu kümmern.

Dann macht der Therapeut eine Aktennotiz darüber, wann er mit wem gesprochen hat, welche Informationen er gegeben hat und was der Feuerwehr-Vertreter gesagt hat.

Wir haben diese Aktion mehrfach gemacht und dabei immer die Erfahrung gemacht, dass Klienten noch aus der Klinik angerufen und einen neuen Termin vereinbart haben: Die Aktion schafft dem Therapeuten bei Klienten Respekt, die Klienten wissen, dass sie dieses Spiel nicht spielen können, dass der Therapeut aber dennoch auf ihrer Seite ist.

7.6 Suizid-Drohungen

Suizid-Drohungen nachts
Als ich (RS) eine Praxis hatte, stand ich nicht im Telefonbuch und habe auch nicht in derselben Stadt gewohnt. Und natürlich habe ich nie einem Klienten meine private Telefonnummer verraten.

Das spielt jedoch kaum eine Rolle: Wenn Klienten diese Informationen bekommen wollen, schaffen sie das auch.

Ich hatte eine hoch histrionische Klientin in Therapie, die über Suizid sprach, jedoch ohne akut damit zu drohen. Dann erhielt ich mitten in der Nacht einen Anruf von der Klientin mit dem Statement: „Ich sitze hier mit einer Rasierklinge in der Hand und will mir die Pulsadern aufschneiden." Daraufhin ich: „Bitte, Frau X, tun Sie das nicht. Ich werde jetzt mit Ihnen nicht darüber sprechen, rufe aber die Feuerwehr an und schicke sie zu Ihnen. Die werden Sie stationär einweisen."

Daraufhin legte ich auf, suchte die Adresse der Klientin heraus und alarmierte die Feuerwehr. Auch mit dieser Klientin konnte die Therapie dann fortgesetzt werden und Suizid-Drohungen kamen nicht mehr vor.

Besonders eindrucksvoll war für mich der Fall mit einer anderen histrionischen Klientin: Ich hatte am Mittwoch vormittag regulär Sprechstunde am Telefon und die Klientin rief mich an mehreren, aufeinander folgenden Mittwochen an. Sie sagte, ich denke nun darüber nach, ob sie sich die Pulsadern mit einer Rasierklinge aufschneiden soll. Ich machte keine Therapie-Stunde am Telefon, sondern verwies sie jedes Mal auf unseren Termin, aber die Aktion hörte nicht auf. Als unerfahrener Therapeut besprach ich den Fall mit meinem Supervisor und der gab mir einen Rat. Den fand ich so krass, dass ich mich nicht traute, ihn umzusetzen, aber nach einer weiteren Aktion entschloss ich mich dazu.

Als sie anrief, um mir zu sagen, sie denke über ein Aufschneiden der Pulsadern nach, sagte ich: „Frau X, davon würde ich Ihnen dringend abraten. Ich denke, Sie sind eine schöne Frau und legen Wert darauf, das auch zu sein. Wenn Sie sich die Pulsadern aufschneiden, dann bluten Sie aus und sind eine hässliche Leiche. Ich denke nicht, dass Sie das wollen." Ich hatte ausgesprochenes Glück, dass ich nicht aus der Ferne mit der Telefonschnur erwürgt wurde. Die Klientin war stinksauer, aber von Suizid war natürlich nicht mehr die Rede. Sie kam dann in die nächste Therapiestunde, setzte sich und sagte: „Ich habe mich am Telefon sehr über Sie geärgert." Ich: „Ja, das ist mir aufgefallen." Sie: „Aber ich denke, Sie haben Recht. Ich sollte damit aufhören."

7.7 Funktionalisierung der Therapie

Eine besonders unangenehme Manipulation ist für viele Therapeuten, wenn Klienten sie einspannen wollen Dinge zu tun, die entweder untherapeutisch sind oder die Therapie ad absurdum führen. Als Beispiel soll hier ein Klient dienen, dessen Agenda wohl darin bestand die Therapie als „Alibi Therapie" zu führen und den Therapeuten davon zu überzeugen, dass Therapie bei ihm nichts bringen würde, er ein komplett hoffnungsloser Fall sei und der einzige Ausweg in einer Frühberentung bestünde. Den Therapeuten vom Image zu überzeugen ein hoffnungsloser Fall zu sein ist in diesem Szenario demnach äußerst entscheidend um ihn dann im nächsten Schritt mit Appellen „Sie müssen mir unbedingt dabei helfen diese Frühberentung zu bekommen" für die eigene Agenda einzuspannen.

Damit würde diese Agenda die Therapie allerdings schlichtweg kapern und die Rahmenbedingungen der Therapie sprengen, weil so überhaupt kein Prozess zustande kommen könnte, indem der Klient damit beginnt seinen eigenen Anteil an den Problemen herauszuarbeiten und sich damit zu befassen.

Das bedeutet für den Therapeuten sich auf keinen Fall einspannen lassen zu dürfen. Wiederum kann im ersten Schritt Empathie und Verständnis für die Belastung und den Wunsch nach Entlastung des Klienten realisiert werden.

- Th: „Ich bekomme mit, wie schlecht es Ihnen geht und dass Sie sich der Situation hilflos ausgeliefert fühlen." Danach sollte aber eine glasklare Abgrenzung von der manipulativen Agenda des Klienten erfolgen und ihm eine Alternative aufgezeigt werden. „Ich werde Ihnen jedoch kein Schreiben aufsetzen, in dem ich Ihnen bescheinige, dass es bei Ihnen um einen hoffnungslosen Fall handelt. Ich halte Sie nämlich nicht für einen hoffnungslosen Fall und möchte Ihnen stattdessen anbieten gemeinsam mit mir herauszufinden worauf ihre Belastung zurückgeht und Sie dann darin unterstützen, daran zu arbeiten." In diesem Fall muss die Agenda des Klienten den Therapeuten überzeugen zu wollen, dass die Therapie nichts bringt unbedingt vom Tisch, bevor ein therapeutischer Prozess möglich wird.
- Kl: „Das heißt Sie wollen mich nicht unterstützen."
- Th: „Doch ich will Sie gerne dabei unterstützen an ihren Themen zu arbeiten, aber genau dazu würde es nicht kommen, wenn ich Ihrer Bitte nachkomme. Ich möchte Ihnen gerne eine gute Therapie anbieten und das beinhaltet, dass Sie sich mit Ihren Themen auseinandersetzen und wir diese gemeinsam in der Therapie klären. Sie kommen allerdings zu mir und haben bereits eine Lösung. Das ist in Ordnung aber Lösungen umzusetzen, die nichts mit der Therapie

7.7 Funktionalisierung der Therapie

  zu tun haben ist nicht meine Aufgabe als Psychotherapeut, deshalb werde ich das nicht tun."
- Kl: „Das hätte ich nicht von Ihnen erwartet, unter diesen Umständen weiß ich nicht, ob ich mit Ihnen arbeiten möchte."
- Th: „Ich fände es natürlich sehr schade, weil ich sehr gerne mit Ihnen zusammenarbeiten würde und ich traue Ihnen auch zu an Ihren Themen zu arbeiten und Lösungen zu finden. Aber es ist natürlich Ihre Entscheidung, ob Sie sich auf mein Angebot einlassen wollen." Das bedeutet, der Therapeut bleibt auf Beziehungsebene freundlich zugewandt und komplementär zum Wichtigkeitsmotiv, Anerkennungsmotiv und Autonomiemotiv des Klienten. Gleichzeitig macht er jedoch auf Inhaltsebene klar, das Angebot ist nicht verhandelbar und das sind seine Bedingungen für die Therapie. Es handelt sich also um eine sogenannte therapeutische Doppelbotschaft.
- Kl: „Das muss ich mir erstmal in Ruhe überlegen."
- Th: „Das kann ich gut verstehen. Ich würde vorschlagen wir machen nicht direkt einen neuen Termin aus, sondern Sie melden sich bei mir, wenn Sie sich entschieden haben und die Therapie fortsetzen möchten. Was halten Sie davon?"

Auch hierbei handelt es sich wieder um eine Doppelbotschaft, in der der Therapeut freundlich deutlich macht, das dem Klienten die Tür nach wie vor offen steht. Auf der anderen Seite macht er deutlich, dass er sich nicht erpressen lässt und selbstverständlich auch eine Entscheidung des Klienten gegen die Therapie ohne Probleme akzeptieren „kann."

Resümee 8

Wir sind in diesem Buch in einer sehr praxis-orientierten Weise auf konkrete manipulative Strategien von Klienten eingegangen und haben dann sinnvolle therapeutische Strategien dargestellt.

Diese Strategien haben sich in der psychotherapeutischen Praxis sehr bewährt.

Wir hoffen, dass auch die Leser unsere Ausführungen nützlich gefunden haben und sie in der Praxis umsetzen können. Sobald ein Therapeut dies gut kann, wird er diese Handlungen von Klienten auch nicht mehr als schwierig, lästig oder behindernd, sondern als Herausforderung erleben: Im Grunde kann es einem Klienten nicht gelingen, einen Therapeuten „mattzusetzen", denn der Versuch „ist nicht strafbar, aber zwecklos".

Was Sie aus diesem *essential* mitnehmen können

- Manipulationen von Klientinnen und Klienten sind im Therapieprozess bei Klienten mit Persönlichkeitsstörungen völlig Para und zu erwarten.
- Sie stellen allerdings für Therapeutinnen und Therapeuten schwierige Interaktionssituationen dar.
- Das Essential erläutert, warum Manipulationen vorkommen und wie sie aussehen können, damit Therapeuten sie schnell und zuverlässig erkennen können.
- Das Essential stellt therapeutische Strategien und Interventionen dar, mit deren Hilfe Therapeuten konstruktiv mit solchen Manipulationen umgehen können und wie Therapeuten solche Manipulationen von Klienten im Therapie-Prozess konstruktiv nutzen können.

Literatur

Ekman, P. (2012). *Ich weiss, dass du lügst. Was Gesichter verraten.* Reinbeck: Rowohlt.
Sachse, R. (2001). Persönlichkeitsstörung als Interaktionsstörung: Der Beitrag der Gesprächspsychotherapie zur Modellbildung und Intervention. *Psychotherapie, 5*, 2, 282–292.
Sachse, R. (2019). *Persönlichkeitsstörungen.* 3. Aufl. Göttingen: Hogrefe.
Sachse, R. (2022). Psychotherapie von Persönlichkeitsstörungen. Stuttgart: Kohlhammer.
Sachse, R. & Kramer U. (2023). *Klärungsorientierte Psychotherapie von Persönlichkeitsstörungen.* Göttingen: Hogrefe.
Sachse, R. & von Franqué, F. (2019). *Interaktionsspiele bei Psychopathie.* Heidelberg: Springer.
Tedeschi, J.T. & Norman, N. (1985). Social power, self-presentation, and the self. In: B.R. Schlenker (Hrsg.), *The self and social life*, 293-322. New York: McGraw-Hill.
Tedeschi, J.T., Schlenker, B.R. & Bonoma, T.V. (1973). *Conflict, power and games: The experimental study of interpersonal relations.* Chicago: Aldine.

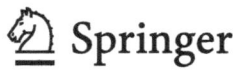

springer.com

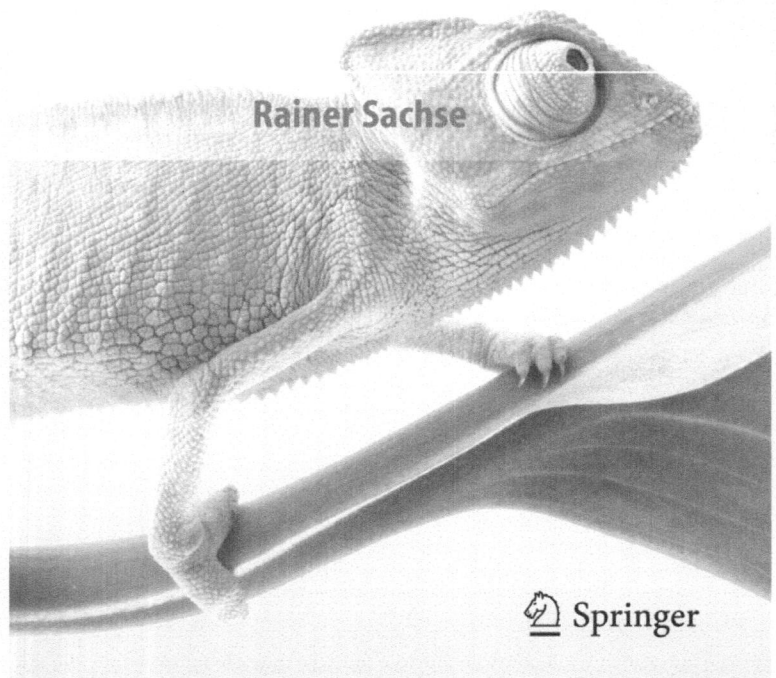

Jetzt im Springer-Shop bestellen:
springer.com/978-3-642-54822-2

The manufacturer's authorised representative in the EU is Springer Nature Customer Service Centre GmbH, Europaplatz 3, 69115 Heidelberg, Germany. If you have any concerns regarding our products, please contact ProductSafety@springernature.com

Printed and bound by CPI Group (UK) Ltd, Croydon, CR0 4YY

23/03/2026

02076397-0009